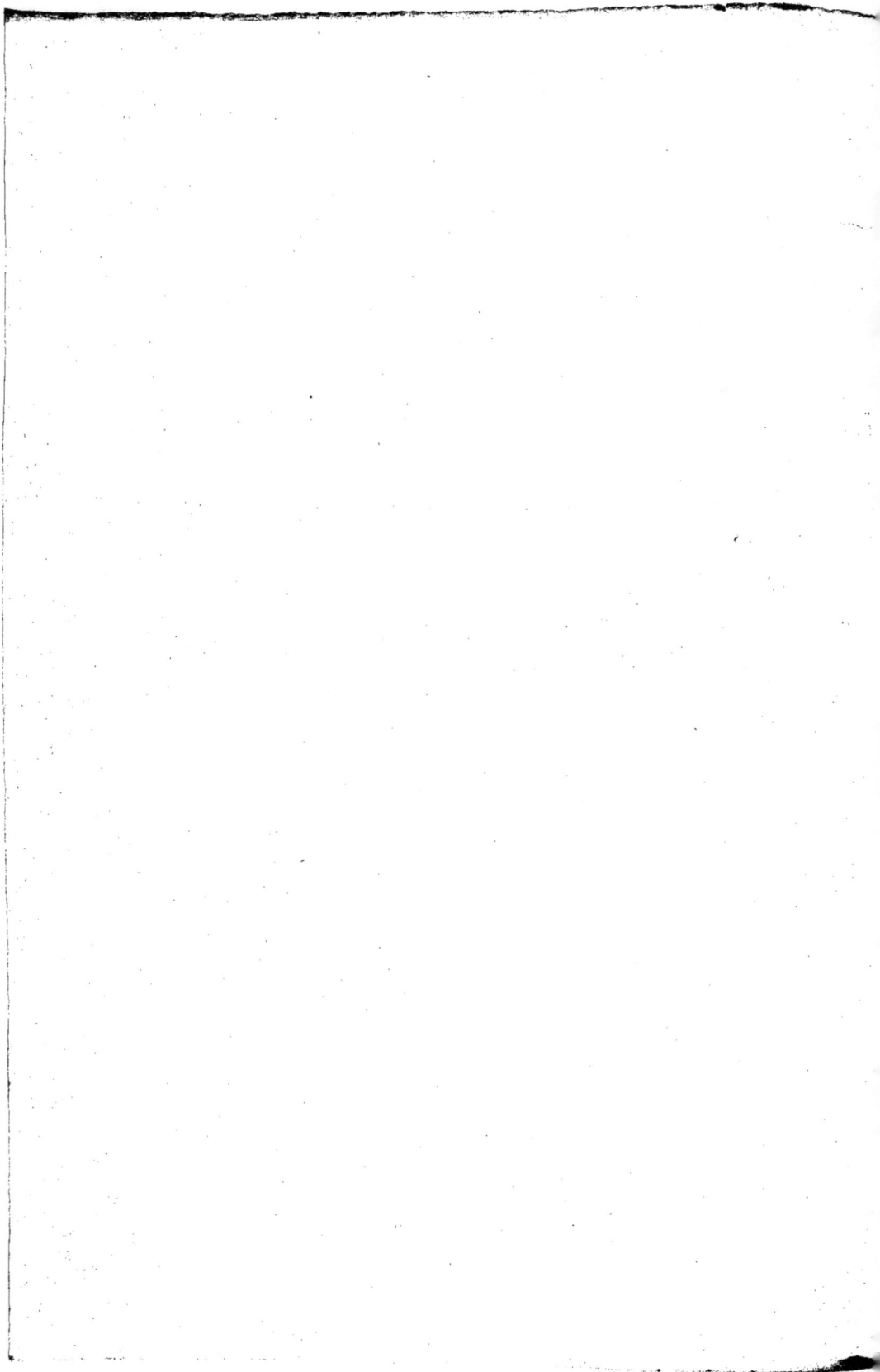

ANATOMIE

ET

PHYSIOLOGIE

DU

SYSTÈME NERVEUX EN GÉNÉRAL,

ET DU CERVEAU EN PARTICULIER,

AVEC

DES OBSERVATIONS

SUR LA POSSIBILITÉ DE RECONNOITRE PLUSIEURS DISPOSITIONS INTELLECTUELLES ET MORALES

DE L'HOMME ET DES ANIMAUX,

PAR LA CONFIGURATION DE LEURS TÊTES,

PAR F. J. GALL ET G. SPURZHEIM.

ATLAS.

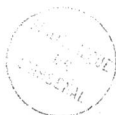

PARIS,

CHEZ F. SCHOELL, RUE DES FOSSÉS S. GERMAIN-L'AUXERROIS, N°. 29.

1810.

DE L'IMPRIMERIE DE L. HAUSSMANN ET D'HAUTEL.

Fig. II.

Fig. III.

Fig. IV.

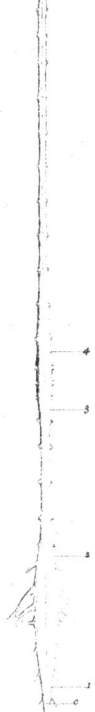

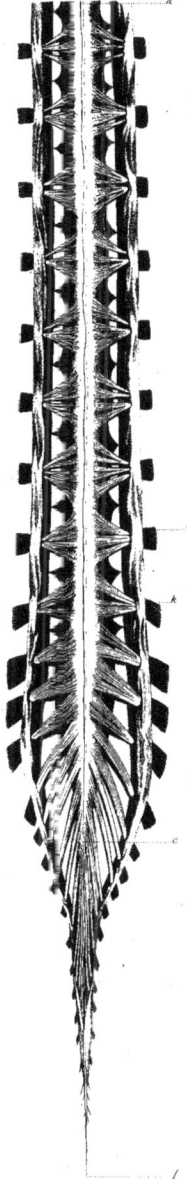

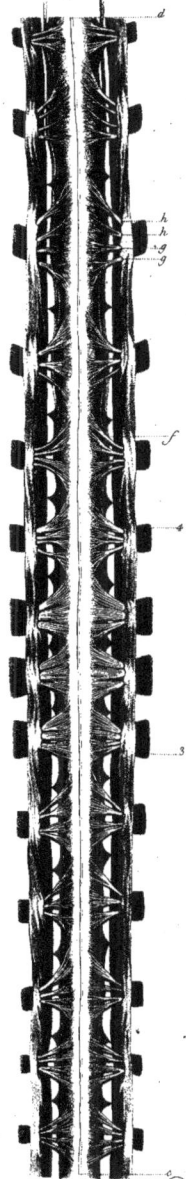

Fig. I.

Pietro del.

Rousseau Sculp.

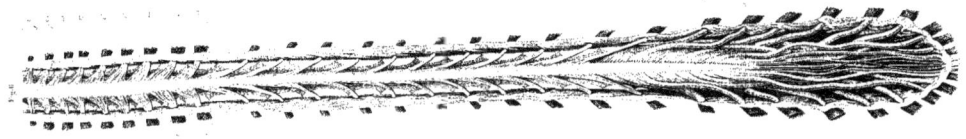

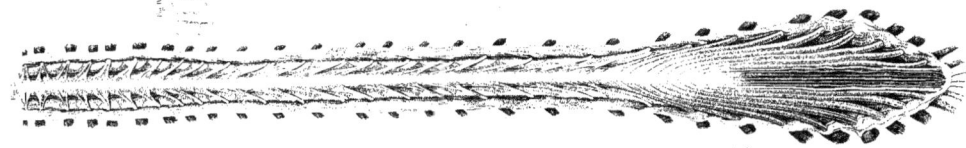

Pl. III

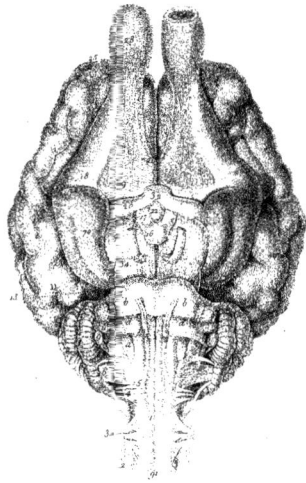

Pl. IV

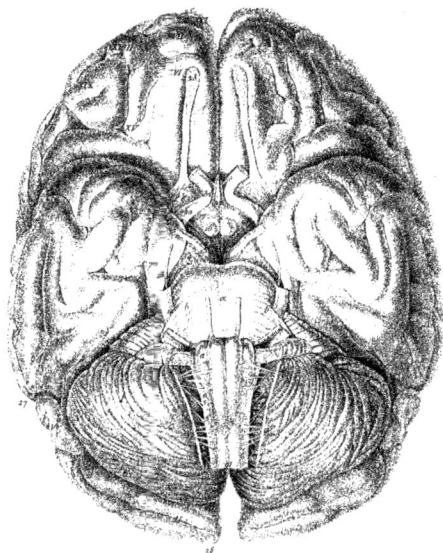

Pl. V.

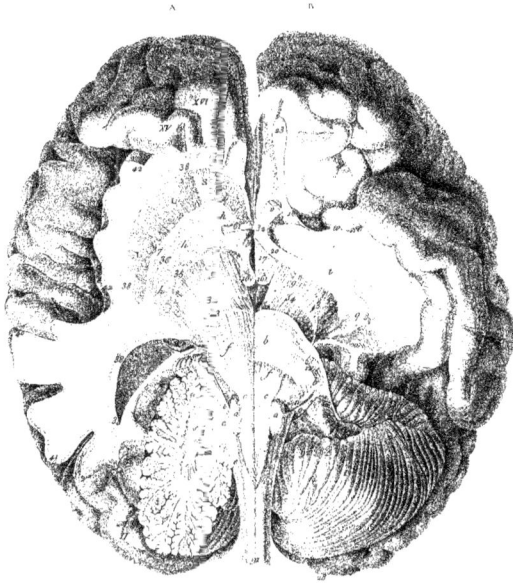

Pl. VI.

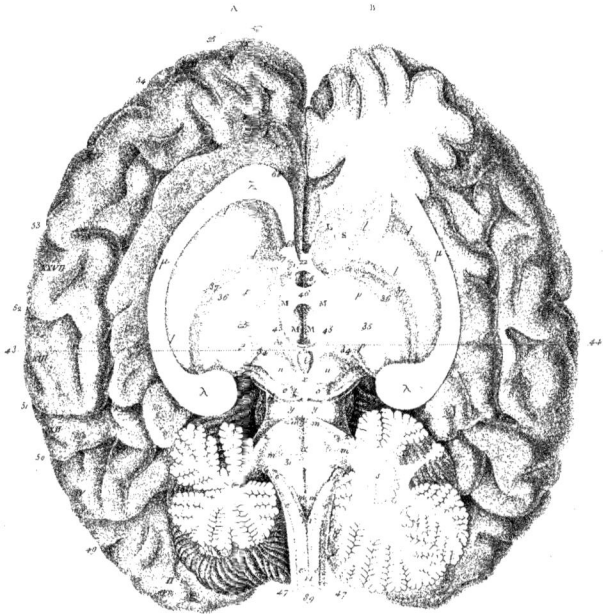

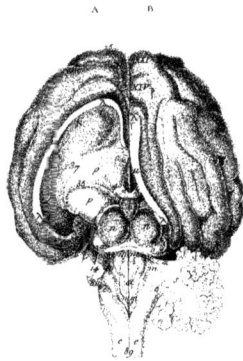

Pl. VII.

A   B

Pl. VIII.

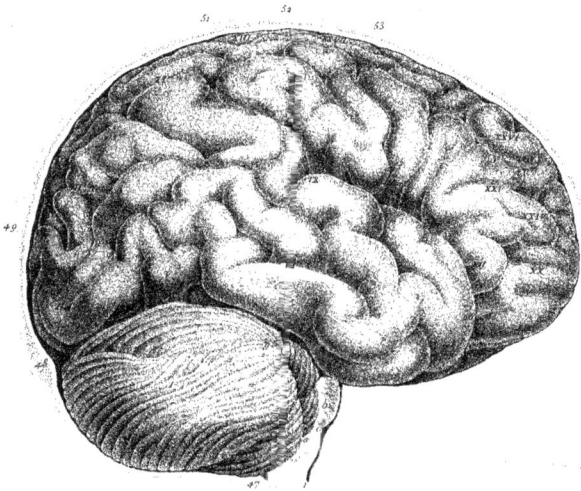

Niber del.   Bouquet Sculp.

Pl. IX

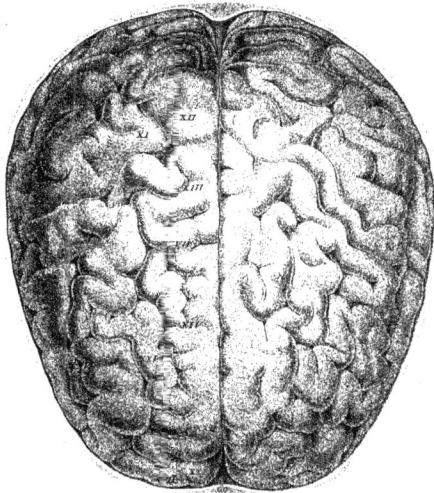

Pl. X

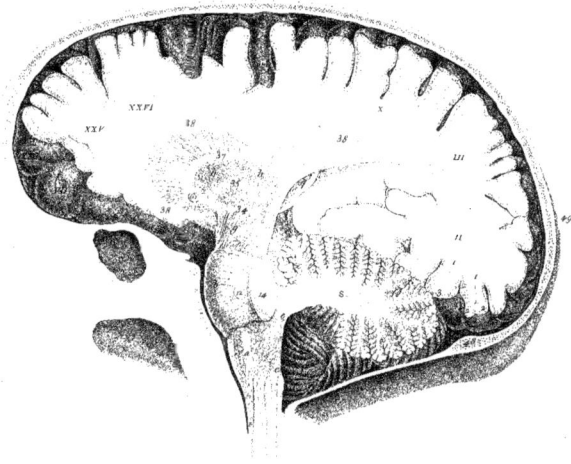

Pl. XI.

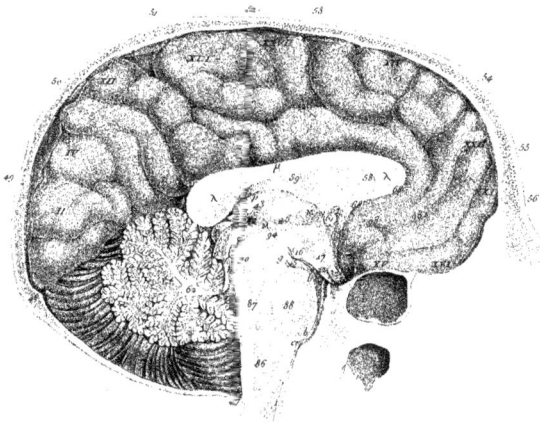

Prêtre del.

Bouquet Sculp.

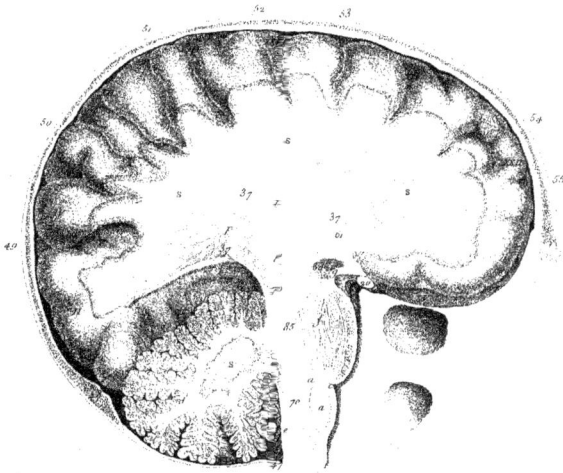

Pl. XIII.

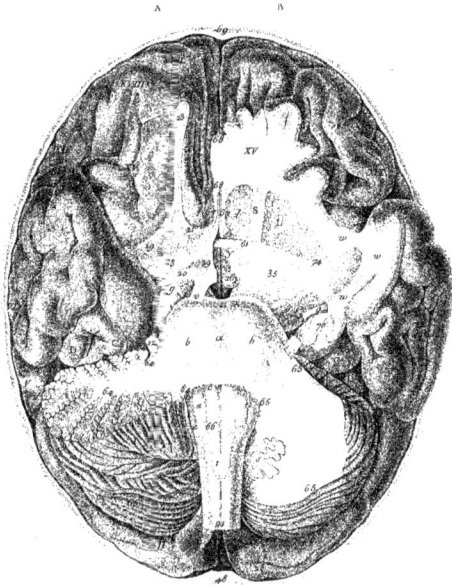

Pl. XIV.

Pl. XV.

A   B

Pecher del.   Ranque sculp.

Pl. XVI.

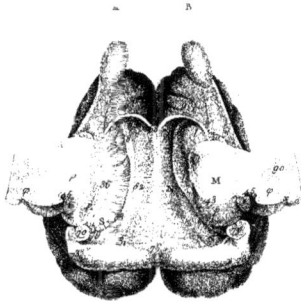

Pl. XVII

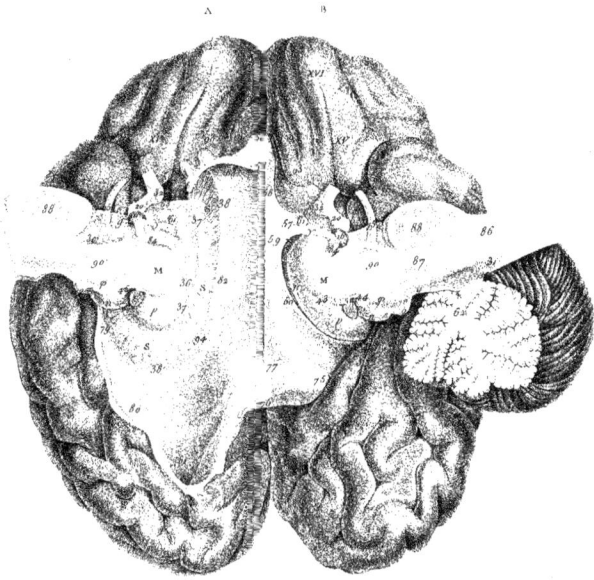

Pl. XVIII.

Fig. 1.

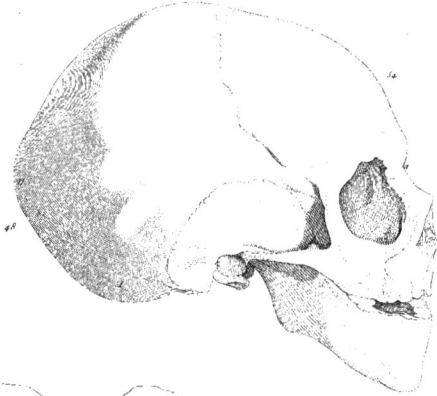

Fig. II.

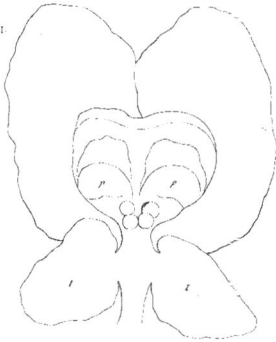

Fig. III.

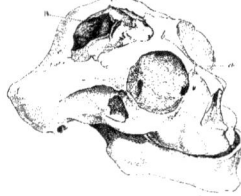

Pl. XIX.

Fig 1.

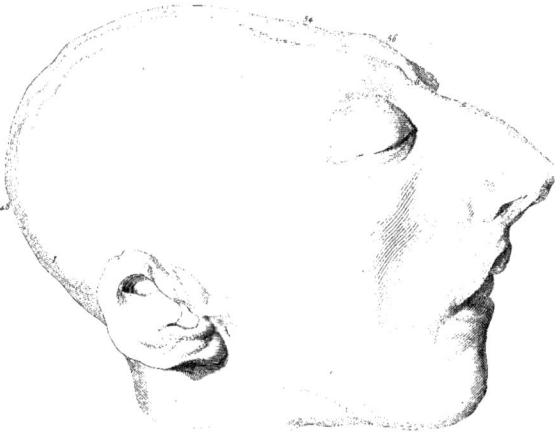

Fig II.

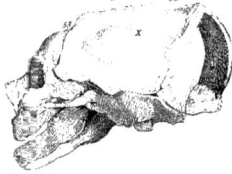

Le Peintre del.

Ranquet sculp.

Pl. XX.

Fig. 1.

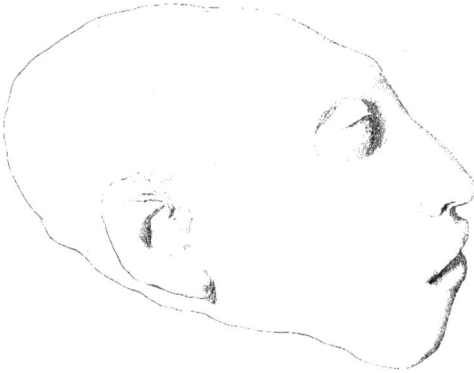

Fig. II.

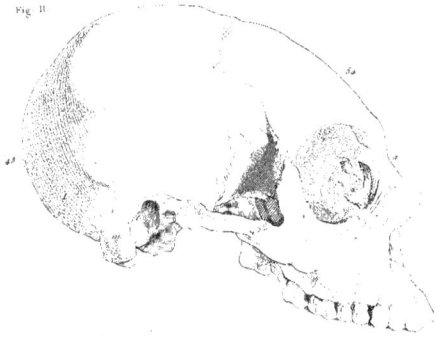

Bouquet Sculp.

Pl. XXI.

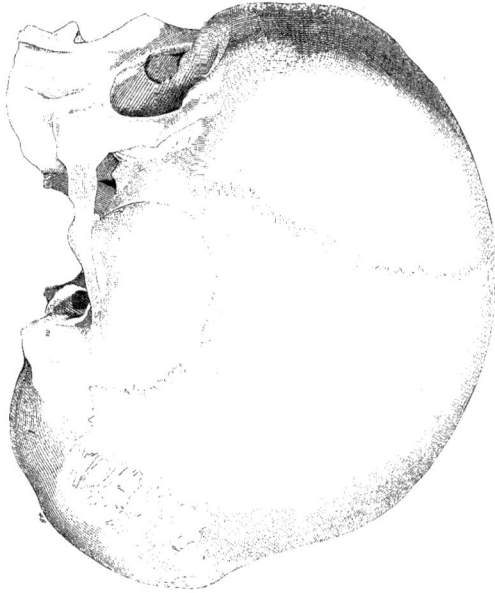

Pierre del.

Bosqué Sculp.

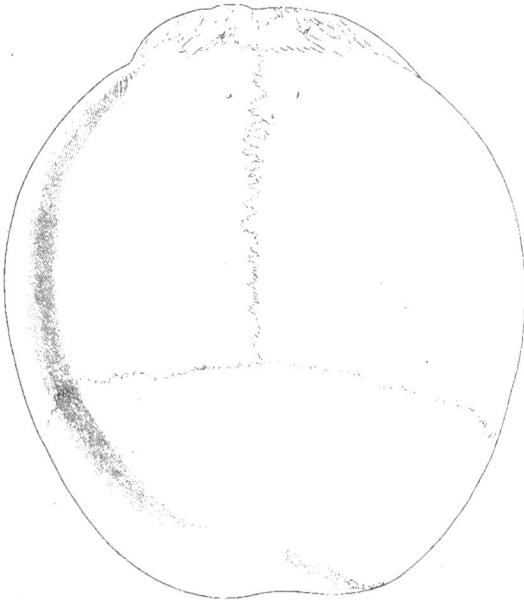

Pl. XXII

Prieur del.

Bouquet Sculp.

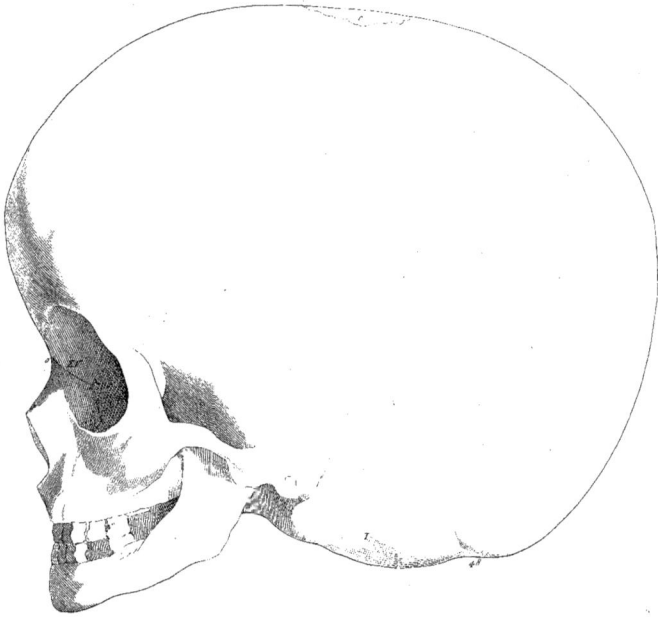

Pl. XXIII.

Prieur del.

Bouquet sculp.t

Pl. XXIV.

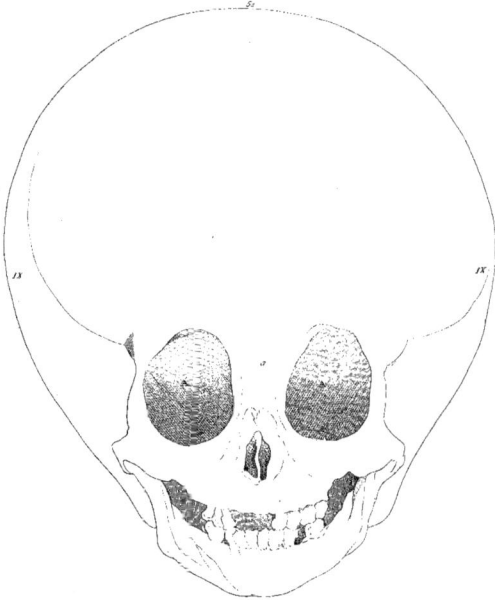

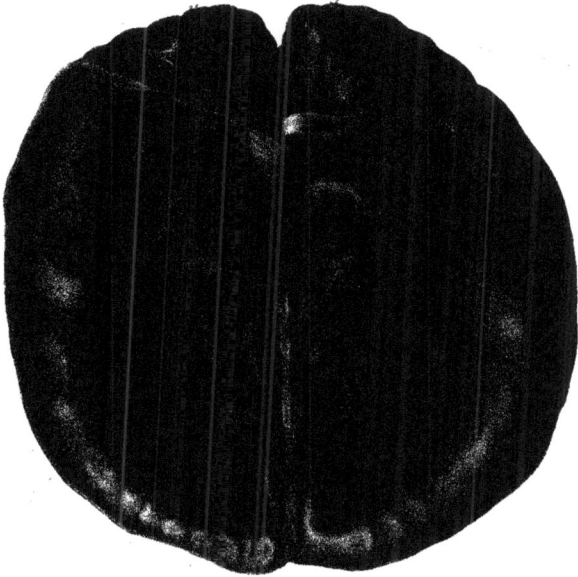

Pl. XXV.

Prêtre del.

Rouquet Sculp.

Pl. XXVI.

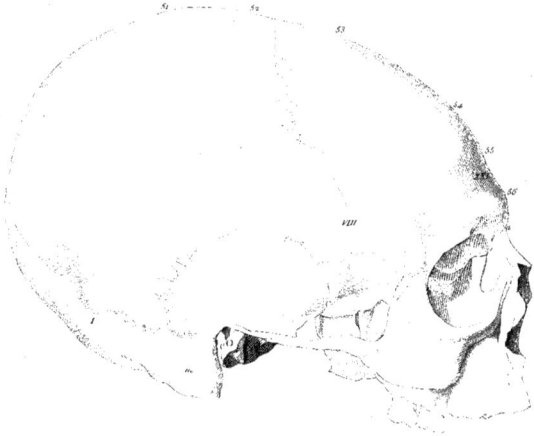

Pl. XXVII.

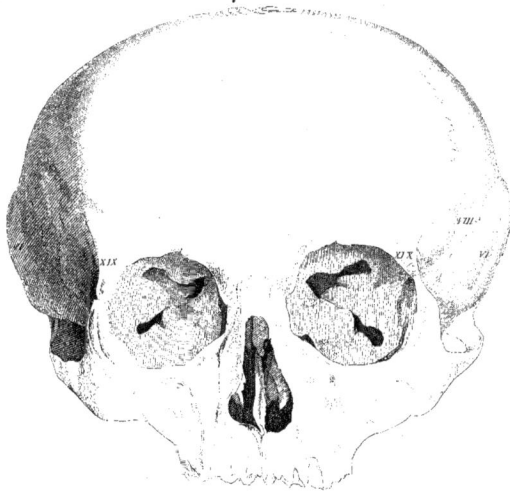

Pl. XXVIII

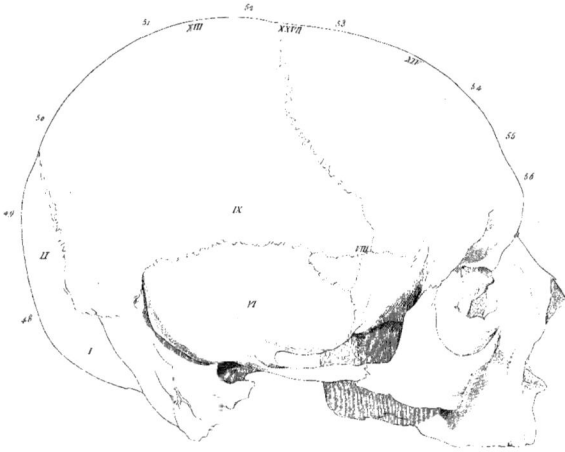

Rougier Sculp.

Pl. XXIX.

Pl. XXX.

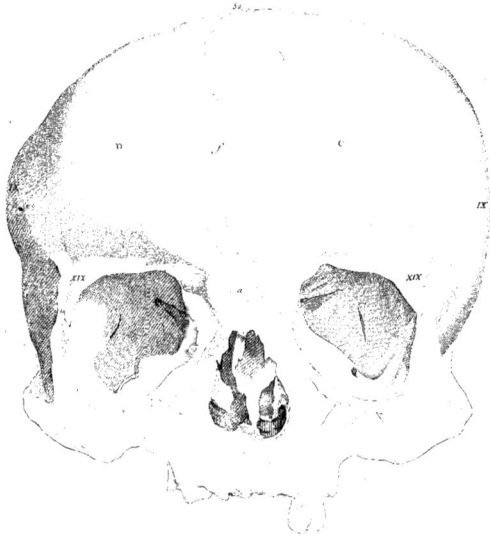

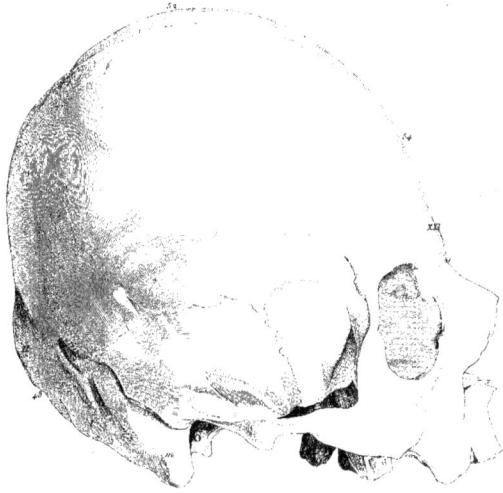

Le Peintre del.   Bouquet Sculp.

Fig. 1.

Fig. 2.

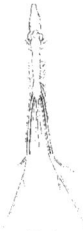

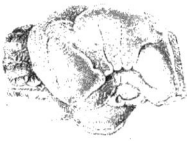

Fig. 5.

Fig. 3.

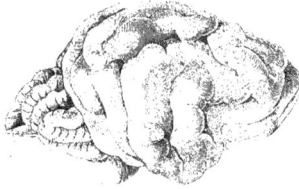

Fig. 4.

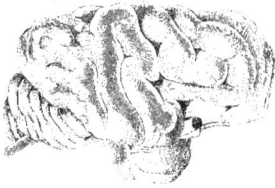

Fig. 1.

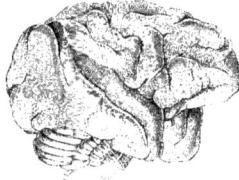

Fig. 2.

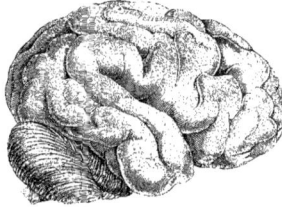

Fig. 3.

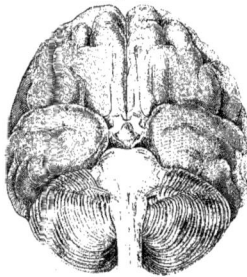

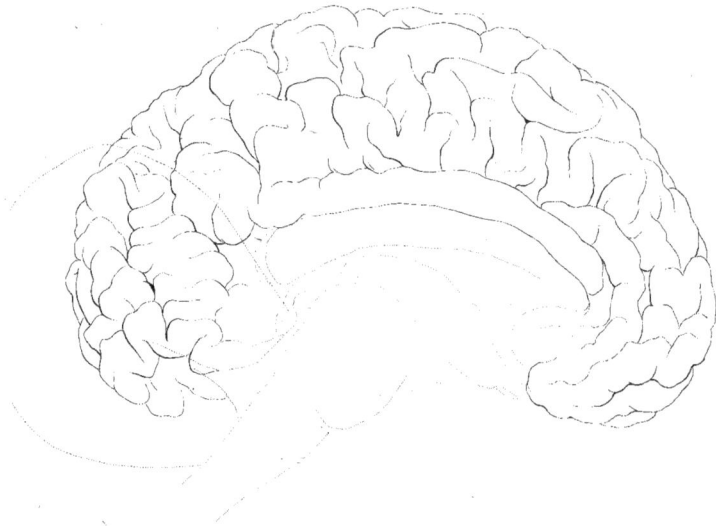

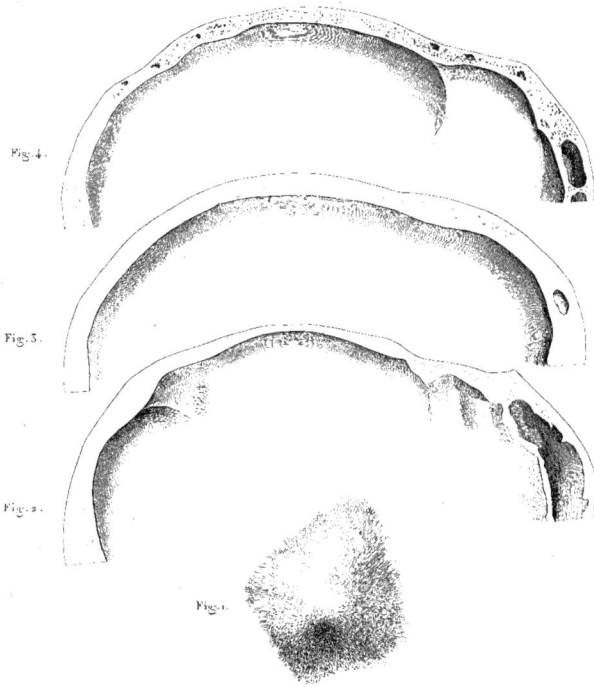

Fig. 4.

Fig. 3.

Fig. 2.

Fig. 1.

Pl. XXXVII.

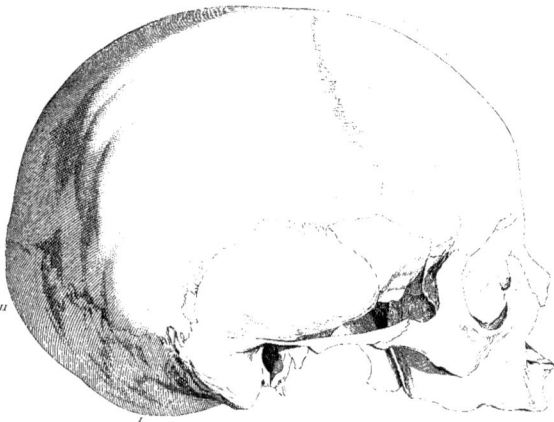

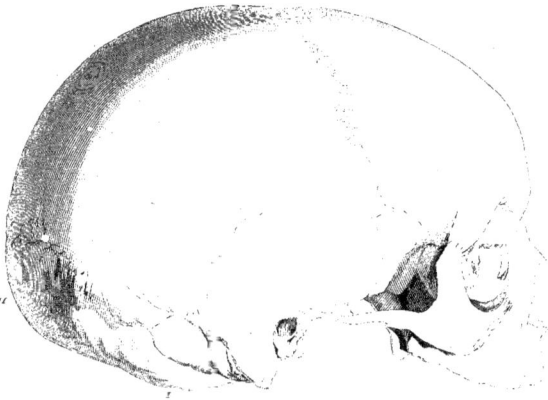

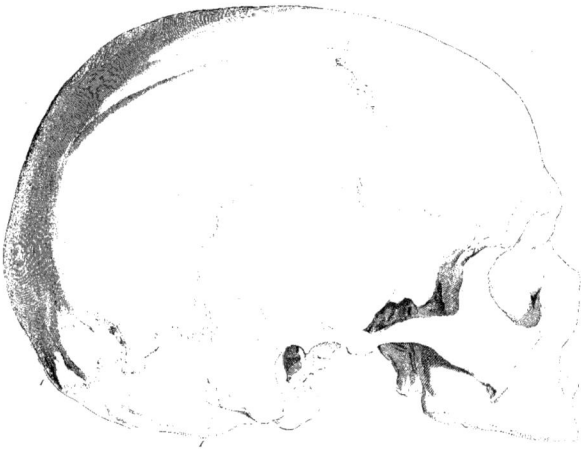

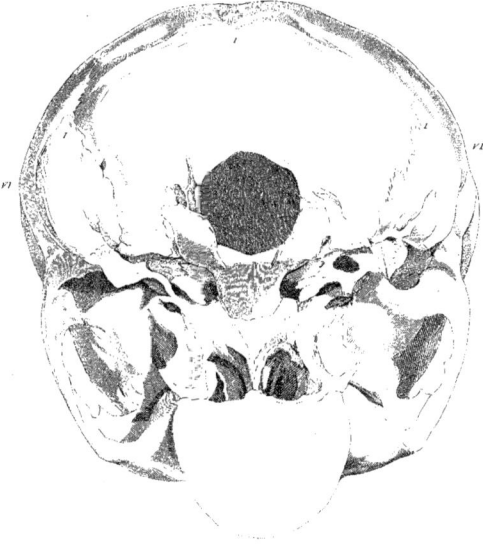

Fig. 3.

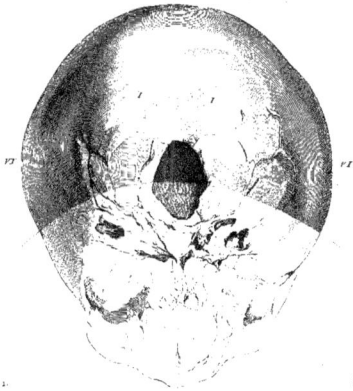

Fig. 1.

Fig. 2.

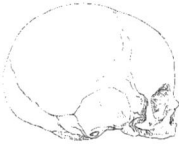

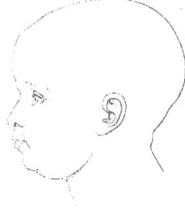

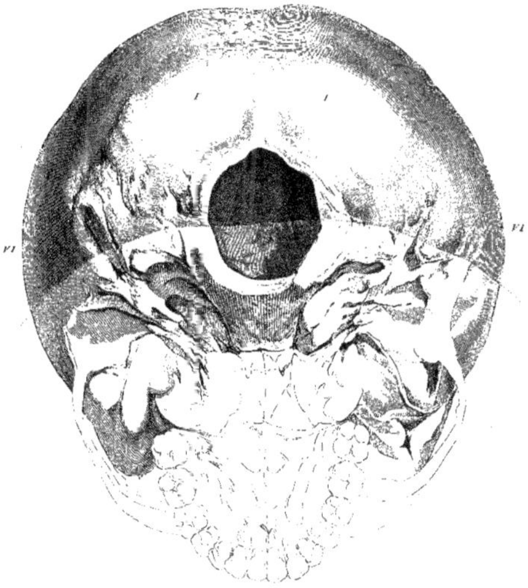
I
I
VI
VI

Pl. XLIII.

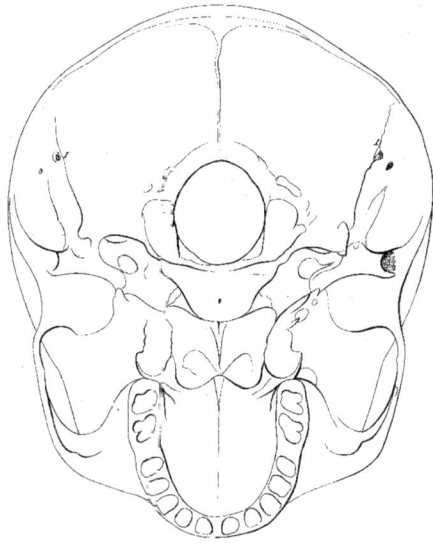

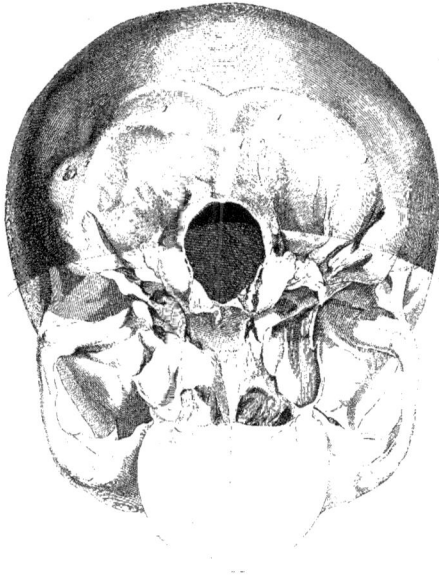

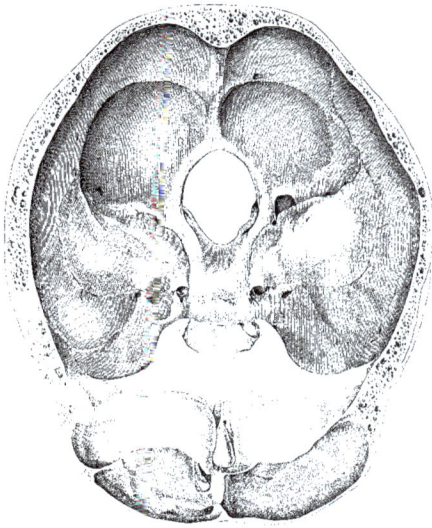

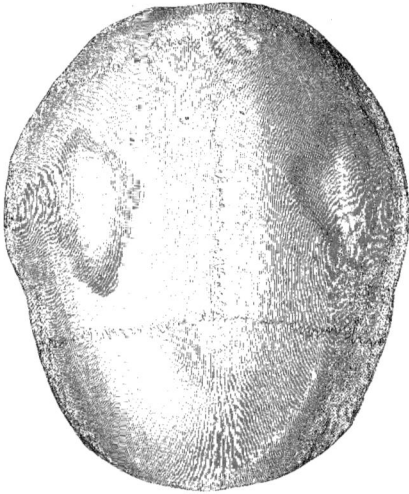

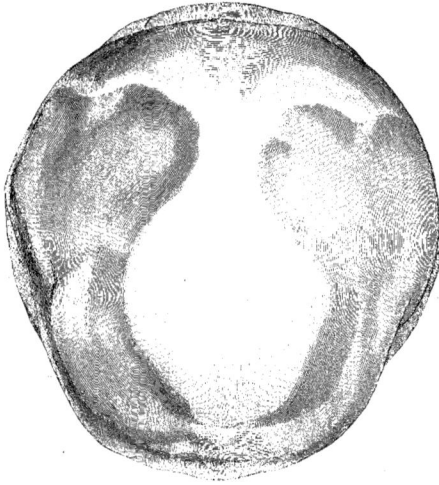

Pl. XLVIII.

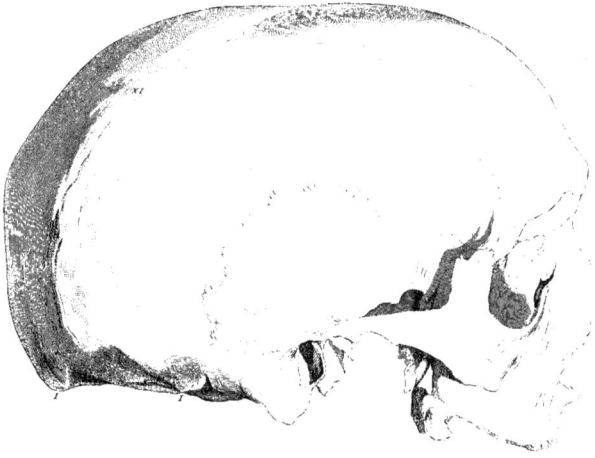

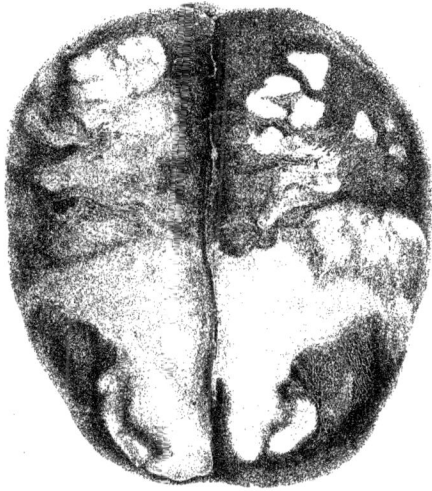

Pl. L.

XXVII

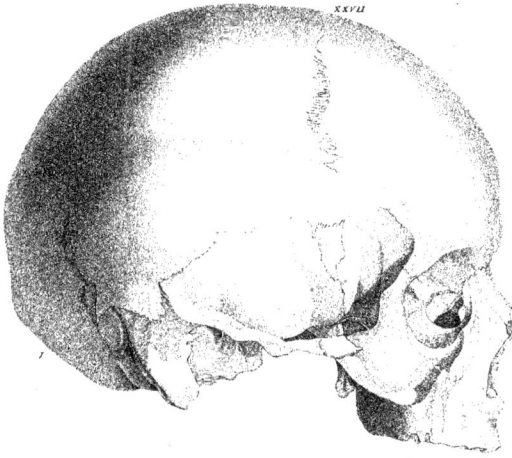

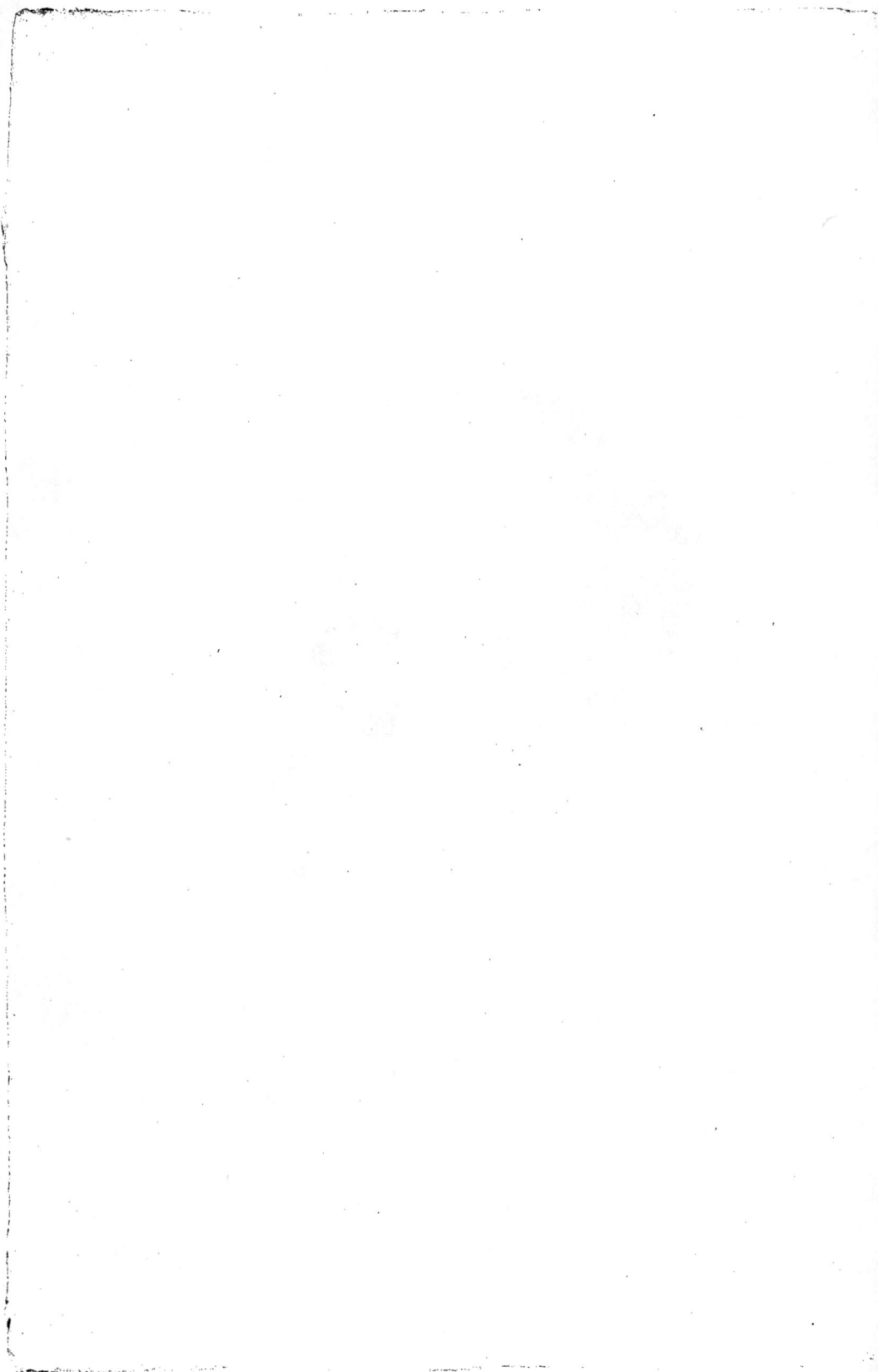

Pl. LI.

Fig. 1.

Fig. 4.

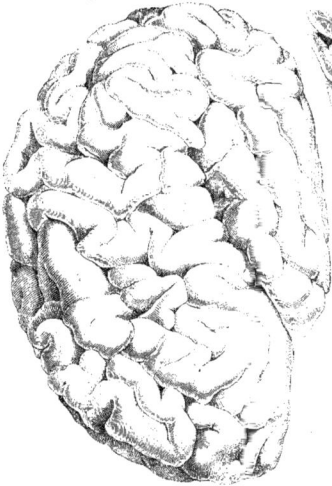

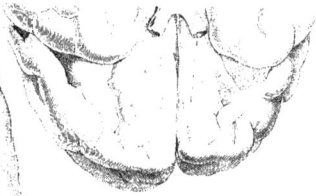

Fig. 3.

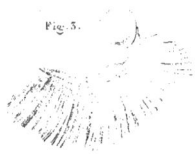

Fig. 2.

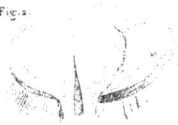

Pl. LII.

Fig. 1.

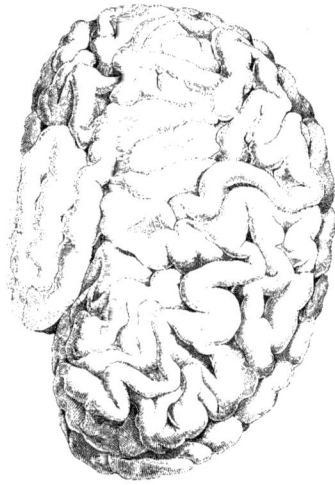

Fig. 2.

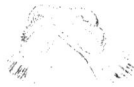

Fig. 3.

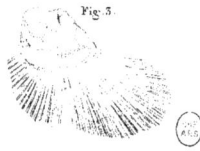

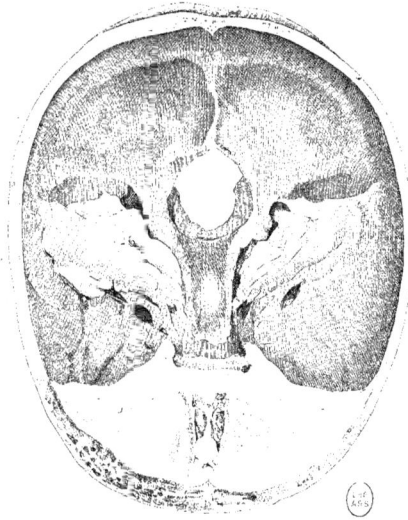

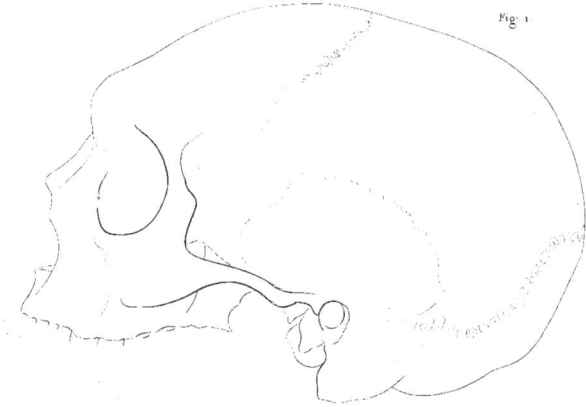

Fig. 1

Pl. LIV.

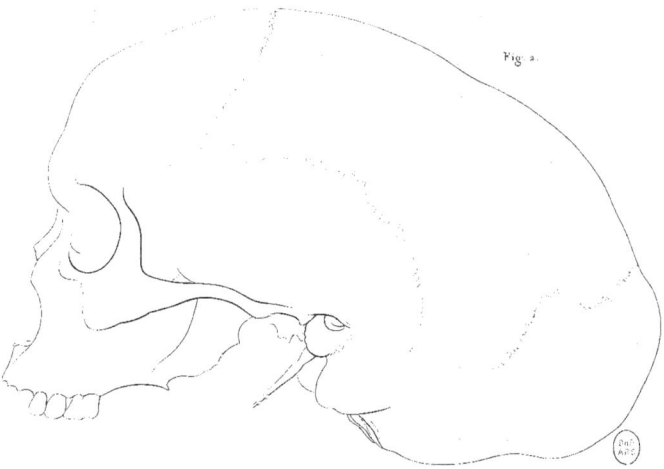

Fig. 2

Fig. 1.

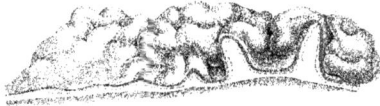

Fig. 2.

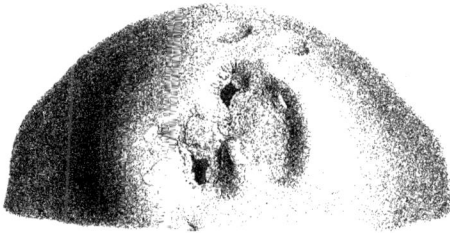

Fig. 3.　　　　　Fig. 4.　　　　　Fig. 5.

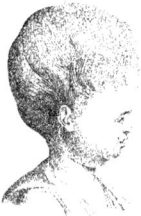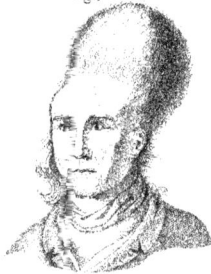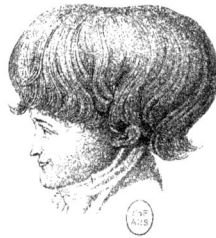

Pl. LVI.

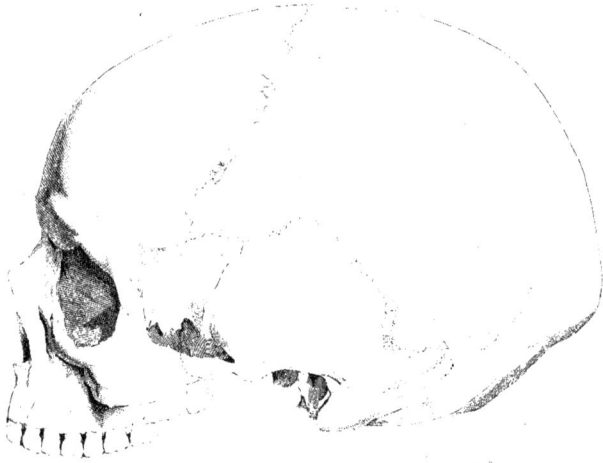

Pl. LVII.

Fig. 2.

Fig. 1.

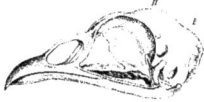

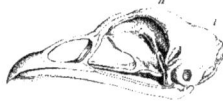

Fig. 3.

Fig. 4.

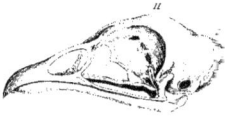

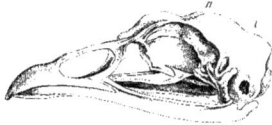

Fig. 8.

Fig. 9.

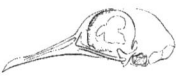

Fig. 5.

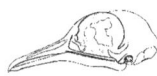

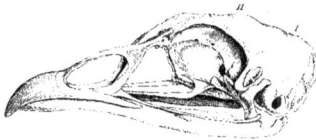

Fig. 7.

Fig 6.

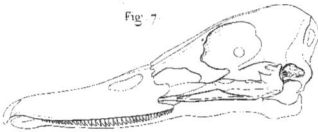

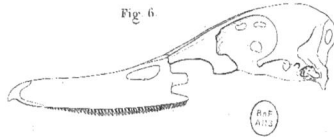

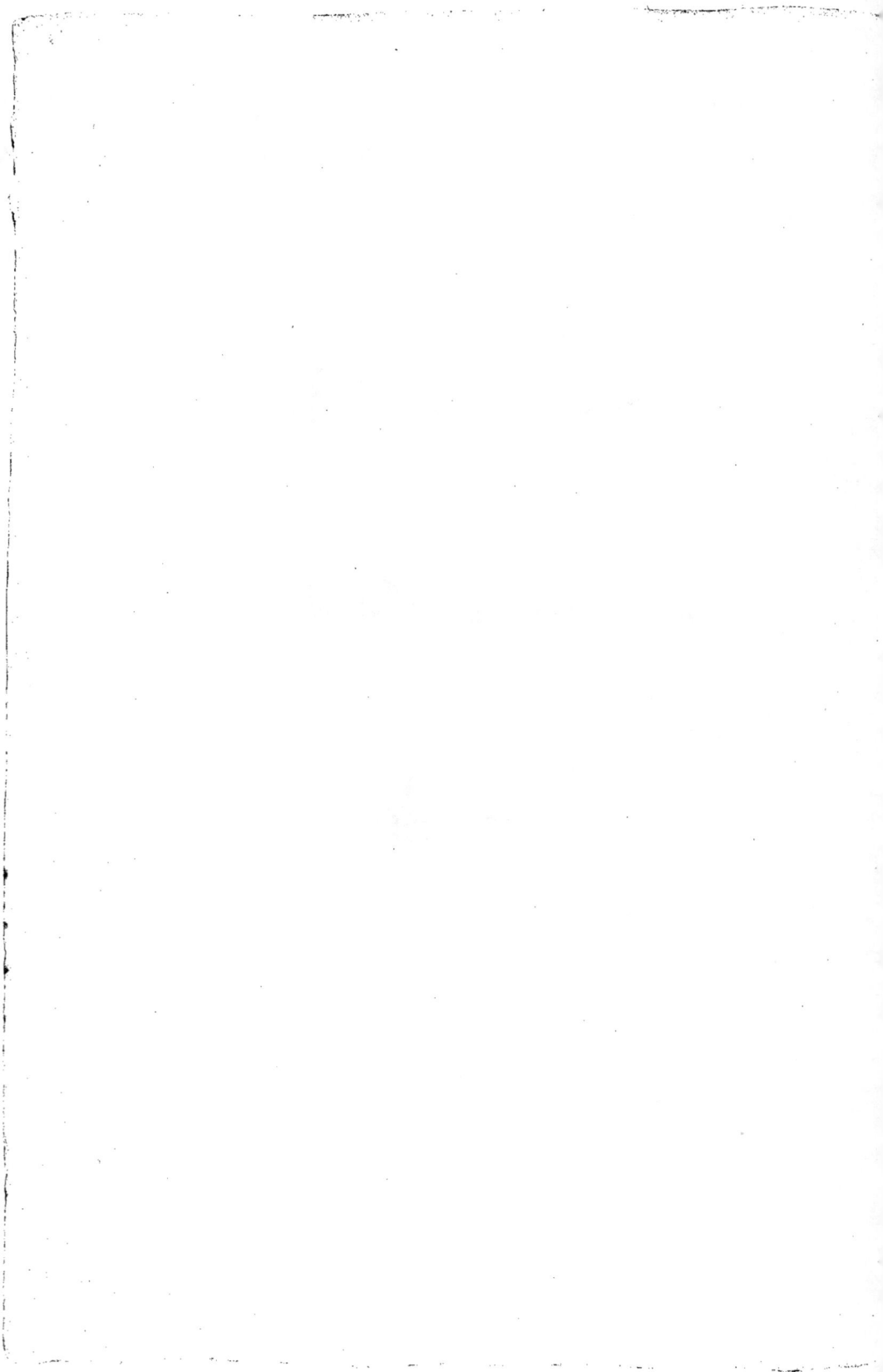

Fig. 1. Fig. 2. Fig. 3.

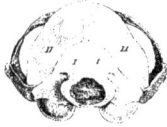

Fig. 4.

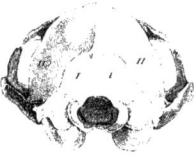

Fig. 5.

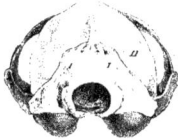

Fig. 6.

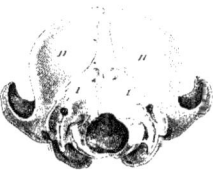

Fig. 7.

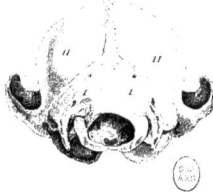

Pl. LIX.

Fig. 1.

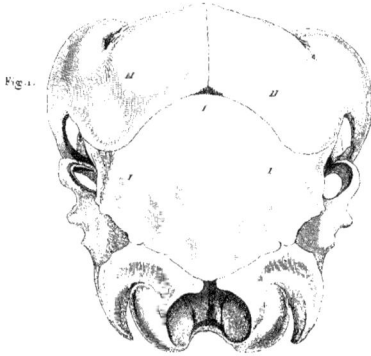

Fig. 2.

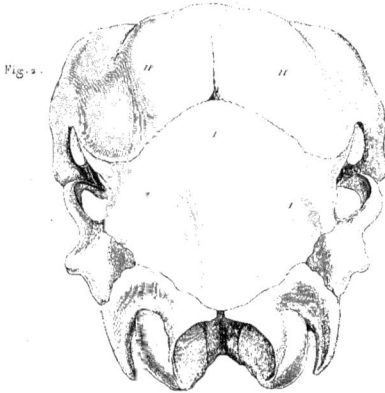

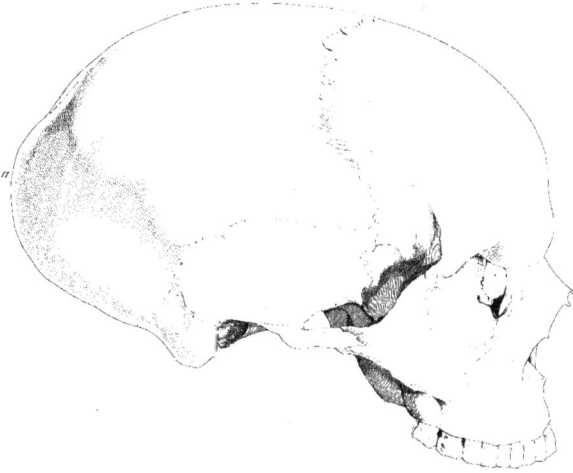

Pl. IX.

Pl. LXI.

Fig. 1.

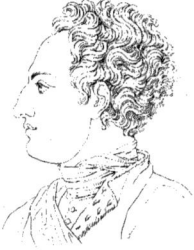

Fig. 3.

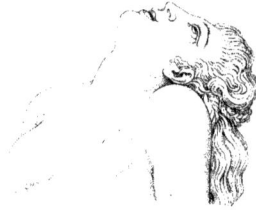

Fig. 2.

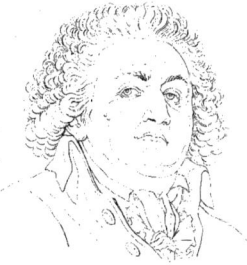

Fig. 4.

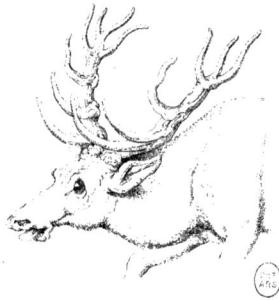

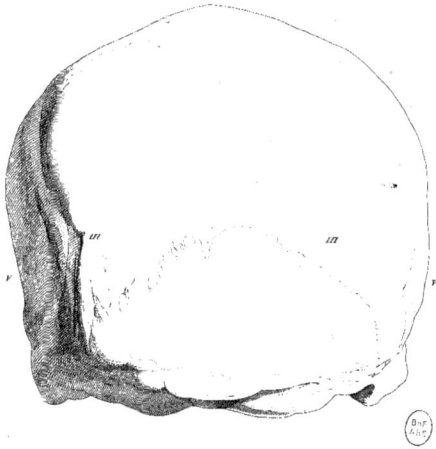

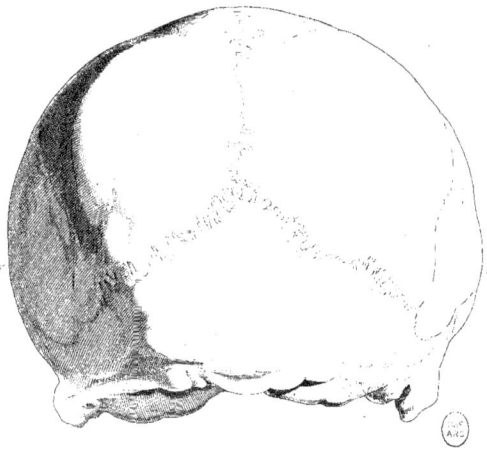

Pl. LXIV.

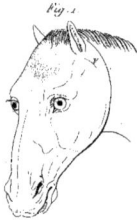

Fig. 1.

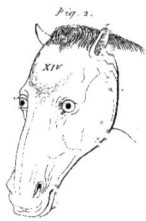

Fig. 2.

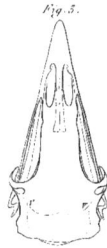

Fig. 3.

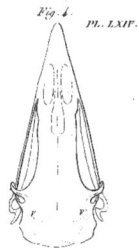

Fig. 4.

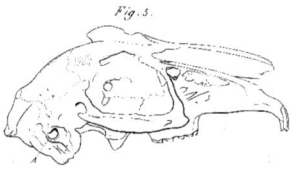

Fig. 5.

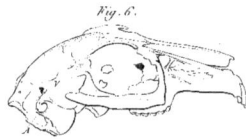

Fig. 6.

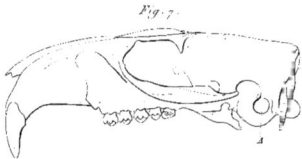

Fig. 7.

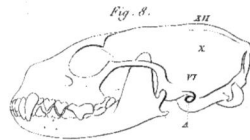

Fig. 8.

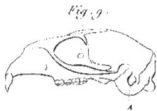

Fig. 9.

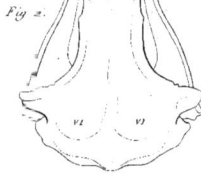

Fig. 10.

Fig. 2.

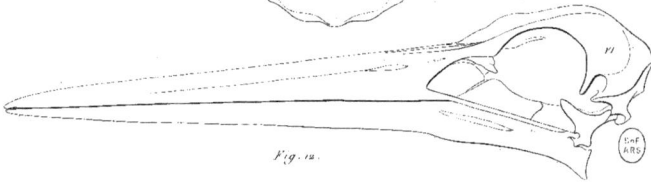

Fig. 12.

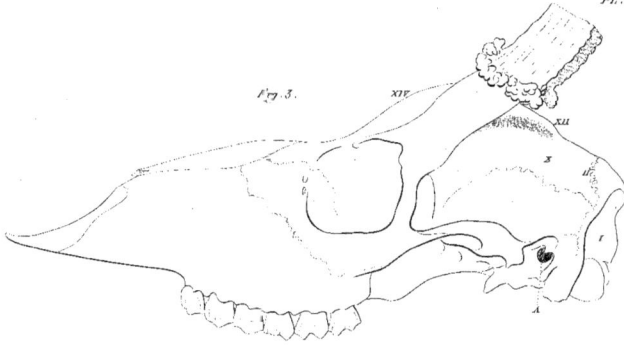

Fig. 3.

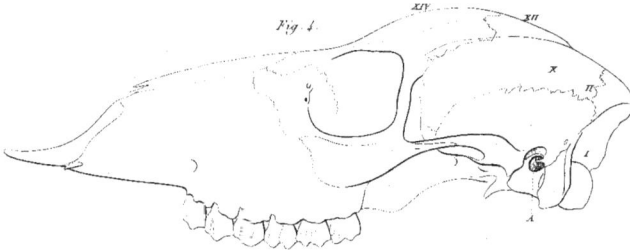

Fig. 4.

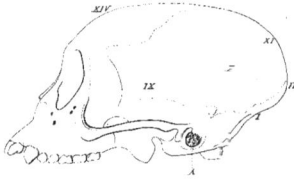

Fig. 1.

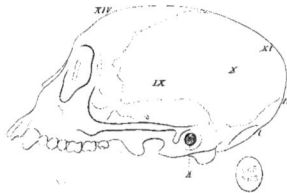

Fig. 2.

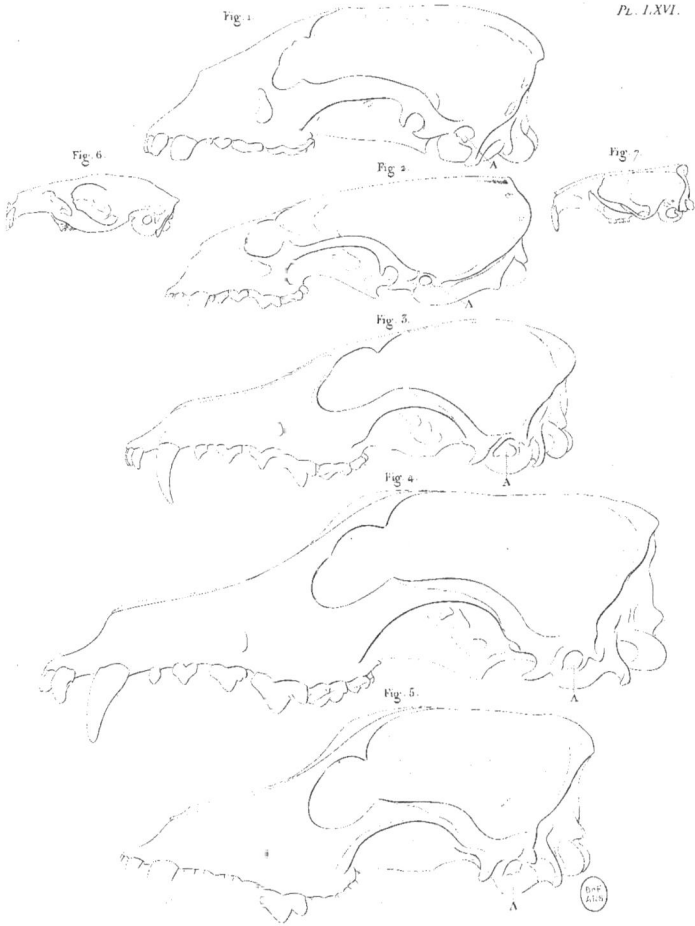

Pl. LXVI.

Fig. 1.

Fig. 6.

Fig. 7.

Fig. 2.

Fig. 3.

Fig. 4.

Fig. 5.

Fig. 1.

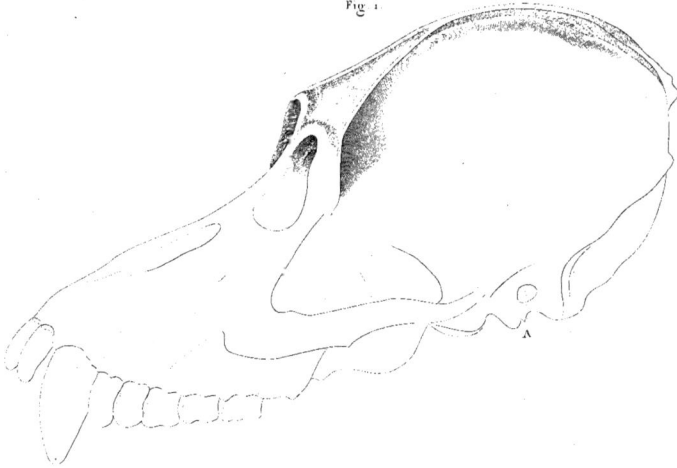

Fig. 2.

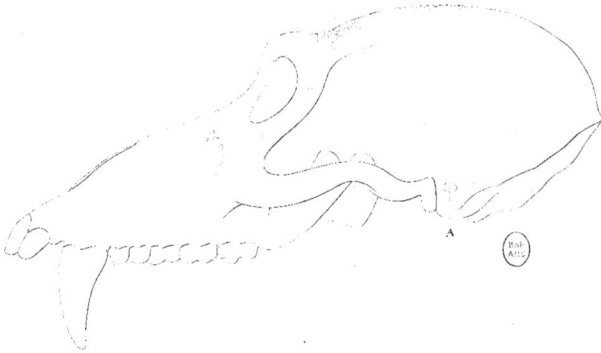

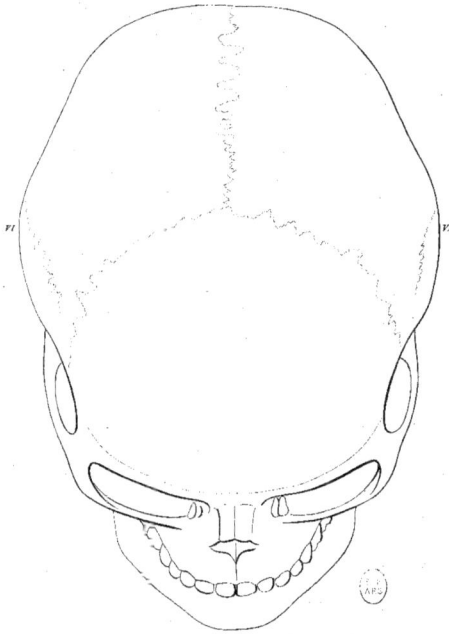

VI   VI

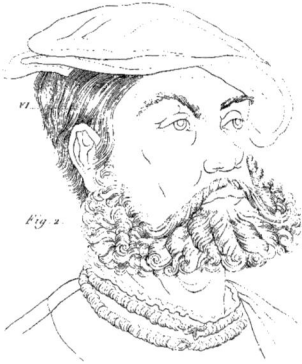

Fig. 2.

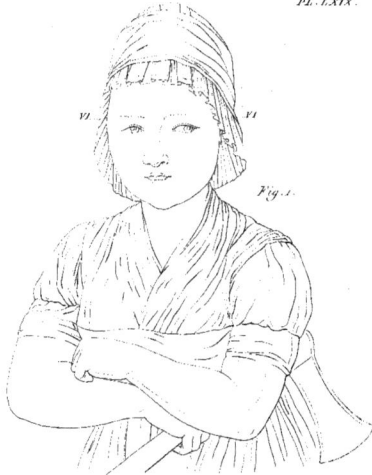

Fig. 1.

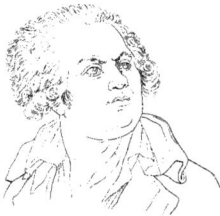

Fig. 3.

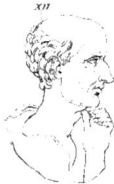

Fig. 5.

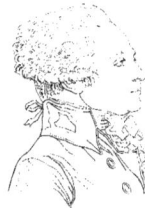

Fig. 4.

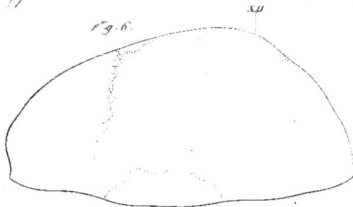

Fig. 6.

2/3 de Grandeur.

Fig. 1.

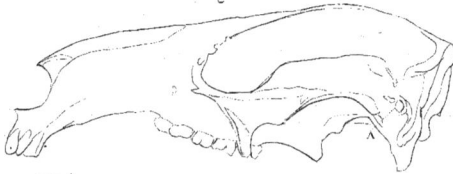

Fig. 3.

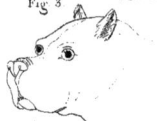

Fig. 4.

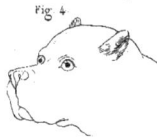

Fig. 6.

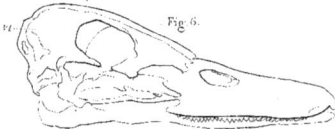

Fig. 2.

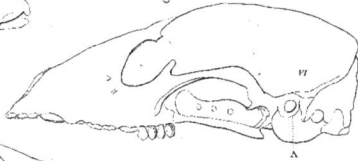

Fig. 5.

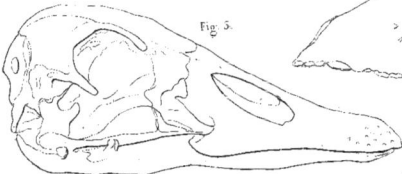

Fig. 8.

Fig. 7.

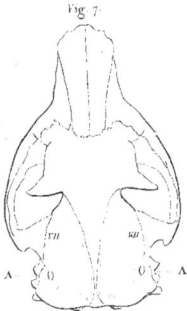

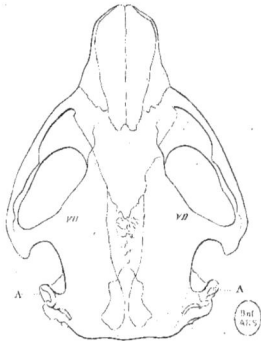

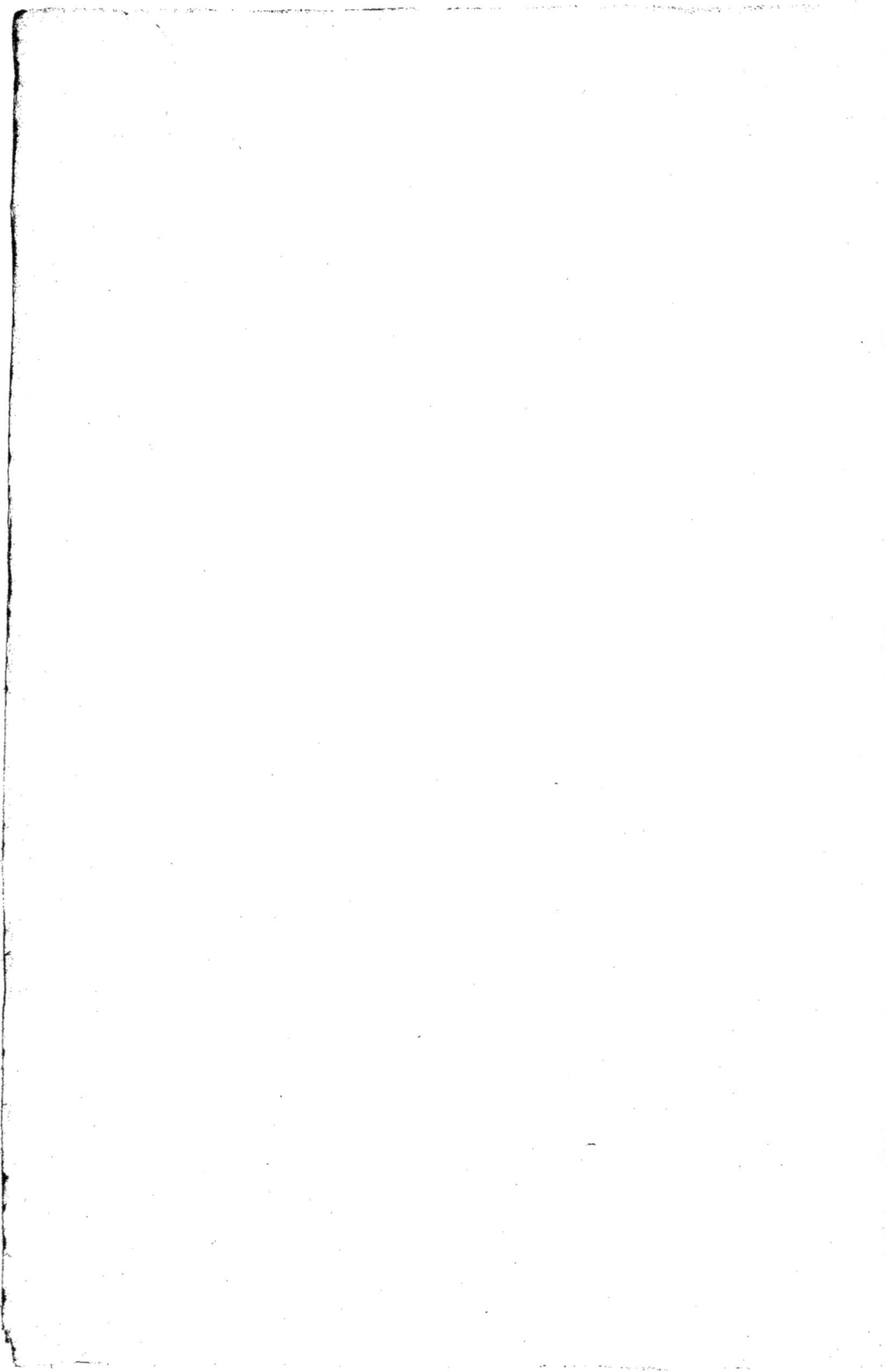

Fig. 10.

Fig. 1.

Fig. 3.

Fig. 4.

PL. LXXI.

Fig. 5.

Fig. 6.

Fig. 7.

Fig. 9.

Fig. 11.

Fig. 2.

Fig. 8.

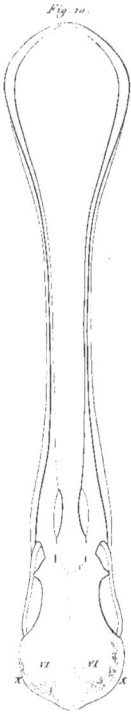
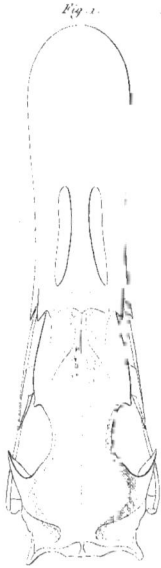
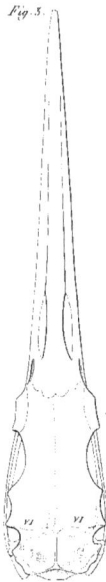
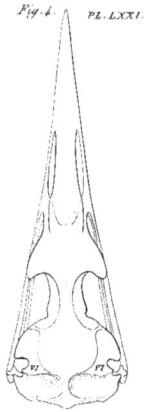
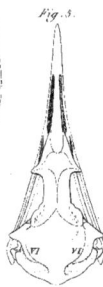
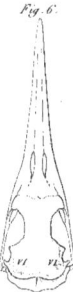
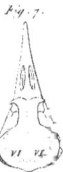
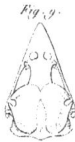
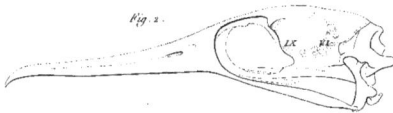

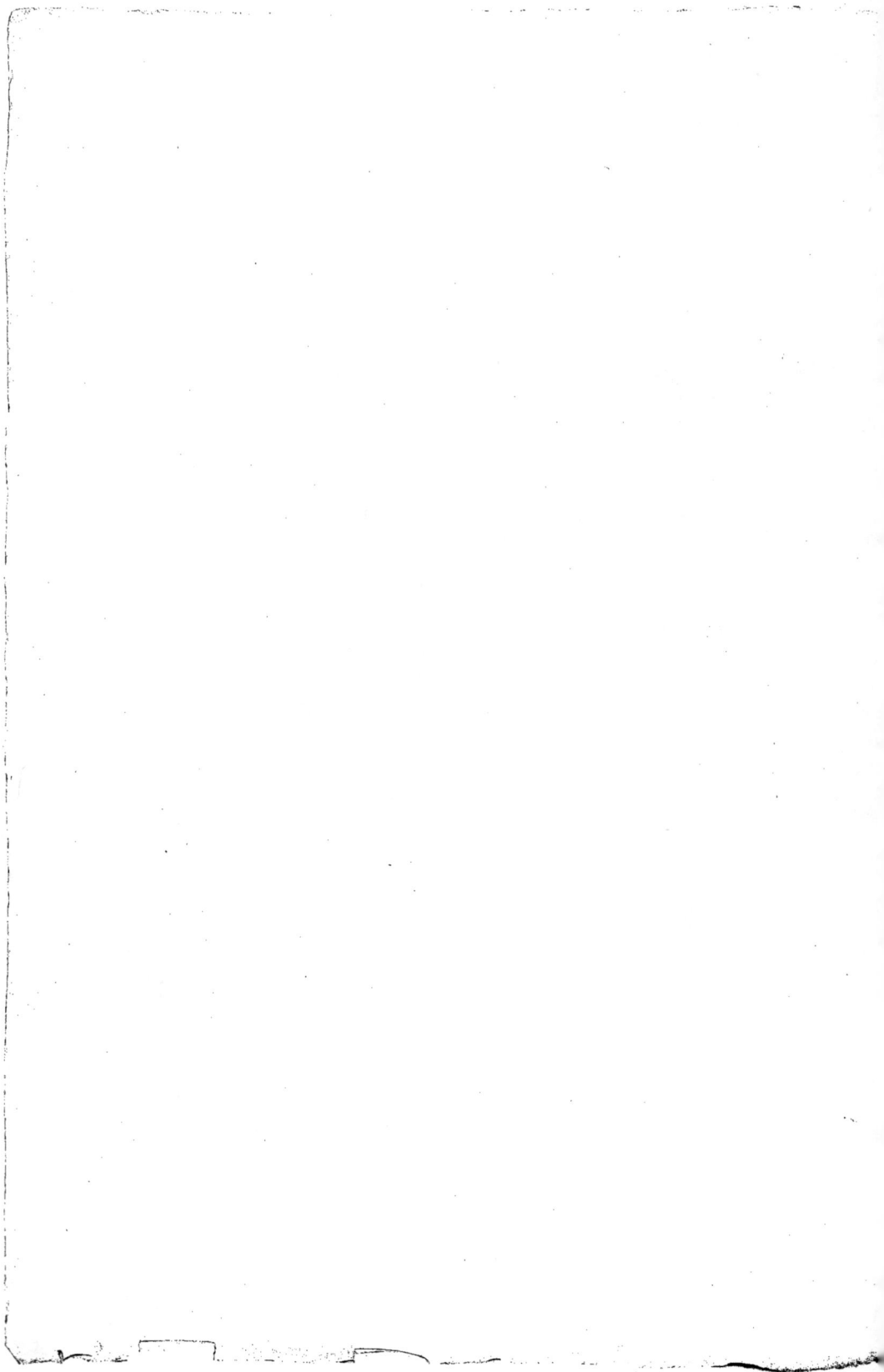

Fig. 1.

Fig. 2.

Fig. 3.

Fig. 4.

Fig. 5.

Fig. 6.

Fig. 7.

Fig. 9.

Fig. 8.

Fig. 10.

Fig. 11.

Fig. 12.

Fig. 13.

Fig. 15.

Fig. 14.

Fig. 16.

Fig. 1.

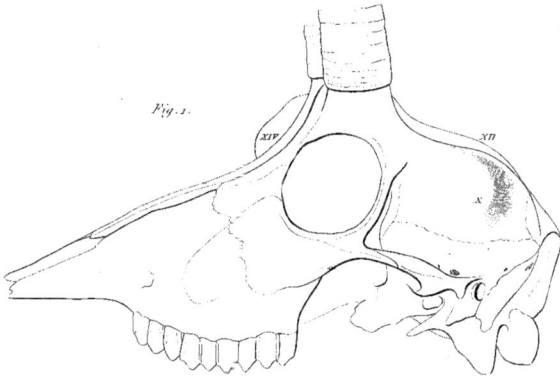

Fig. 2.

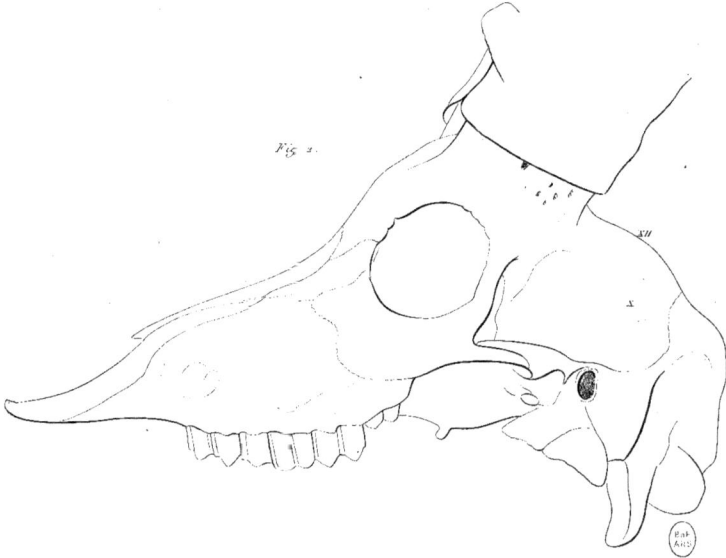

Pl. LXXIV.

Fig 1.

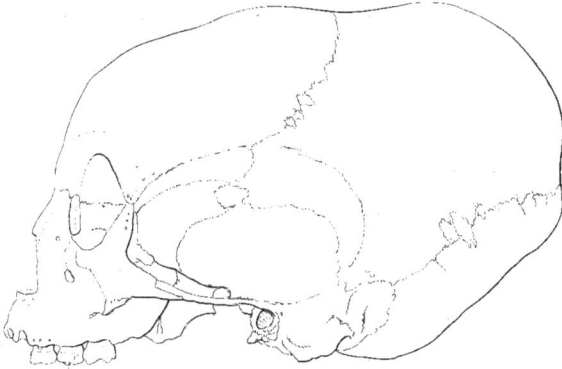

Fig 2.

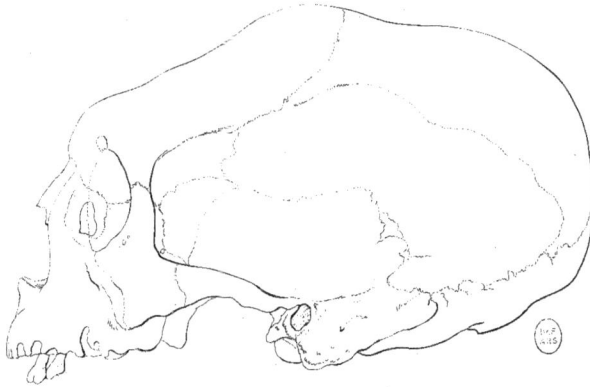

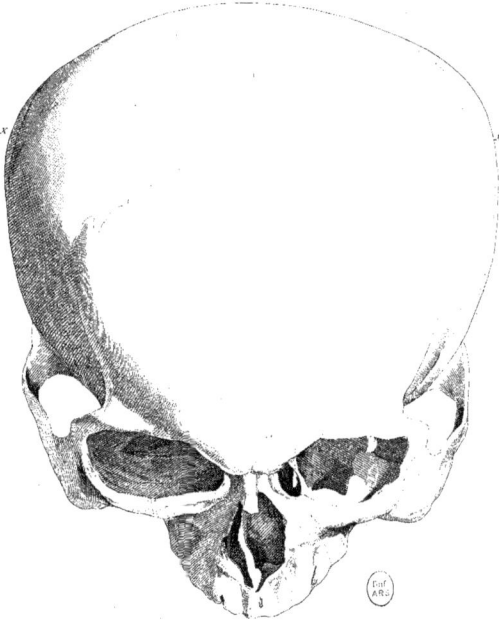

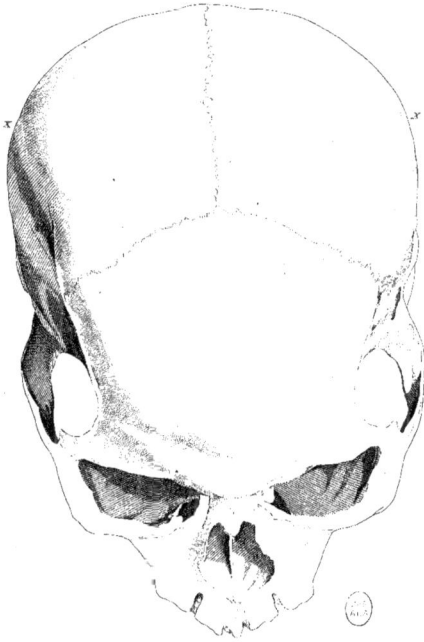

Pl. LXXVII.

Fig 1.

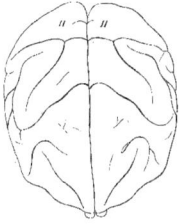

Fig 2.

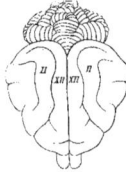

Fig 4.

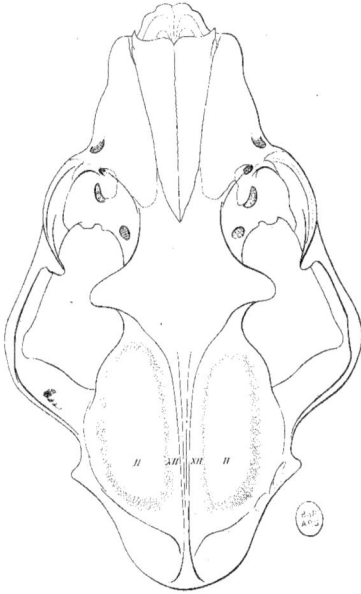

Fig. 3.

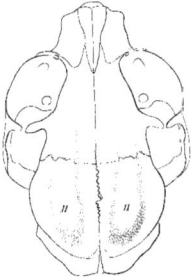

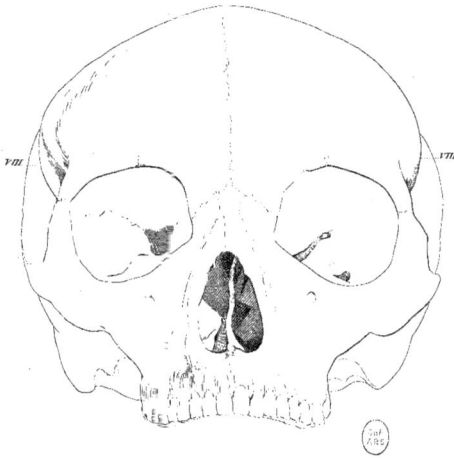

Pl. LXXIX.

Fig. 1.

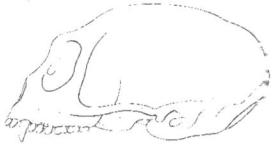

Fig. 2.

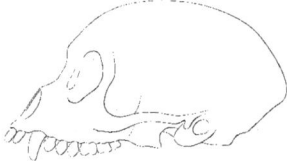

Fig. 3.

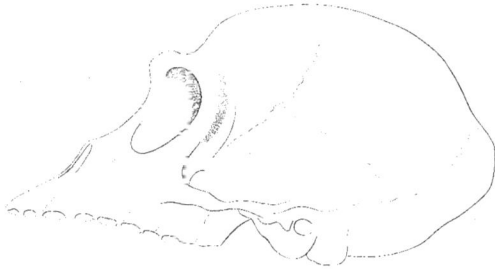

Fig. 4.

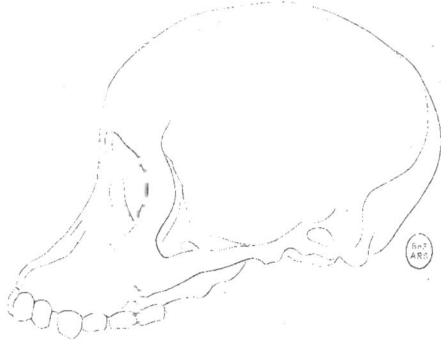

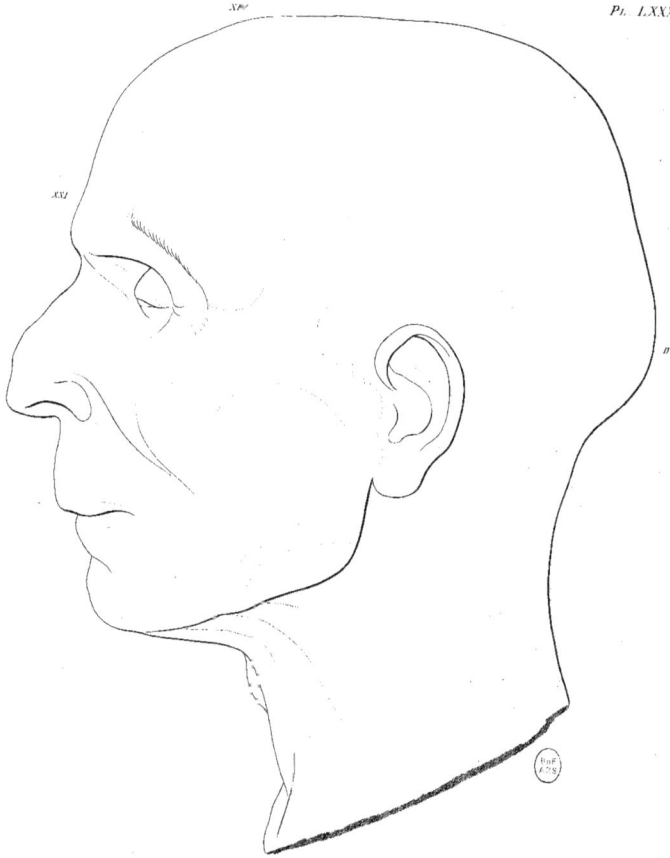

Pl. LXXX

XVI.

XVI.

II

Fig. 1.

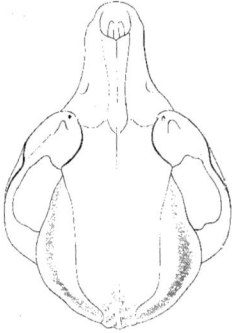

Fig. 2.   Pl. LXXXI.

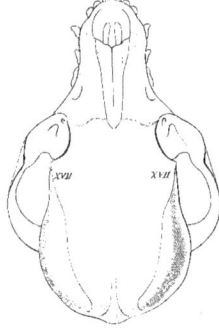

XVII   XVII

Fig. 5.

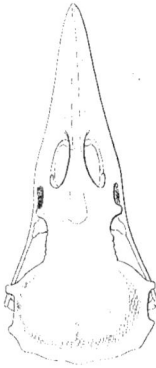

Fig. 3.

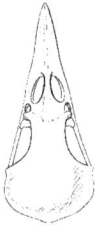

Fig. 4.

Fig. 6.

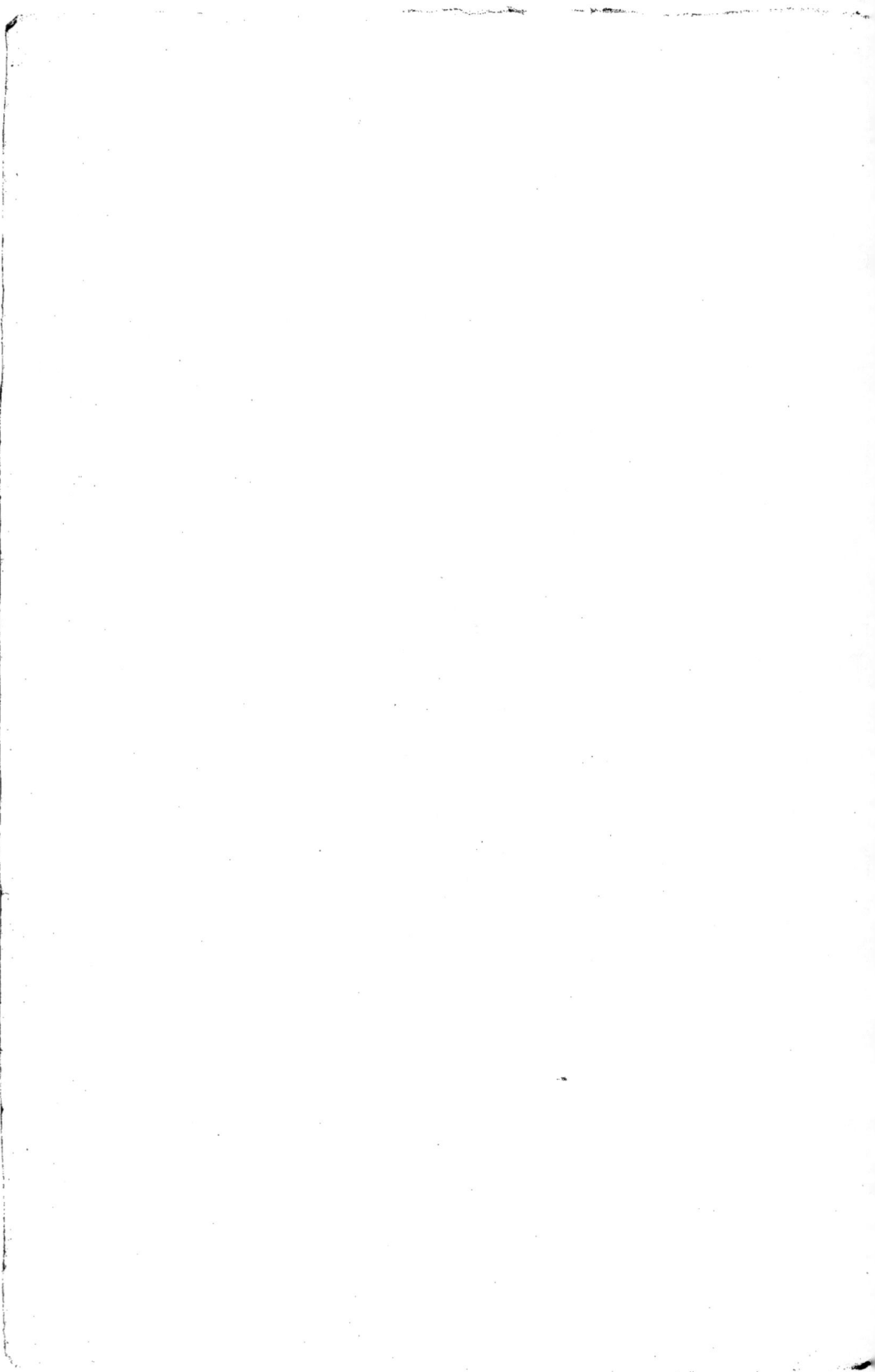

Fig. 1.

Fig. 2.

Pl. LXXXII.

XVII.

XIX

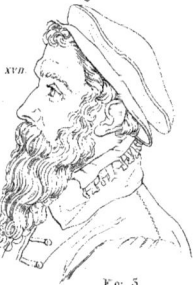

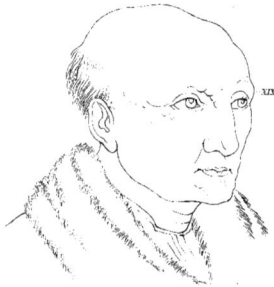

Fig. 3.

Fig. 4.

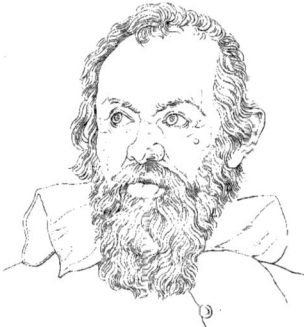

XIX

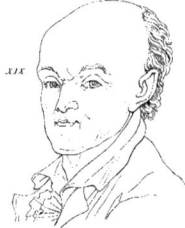

Fig. 5.

Fig. 6.

XIX

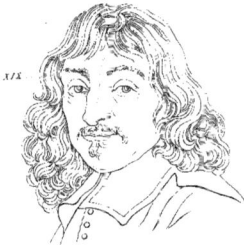

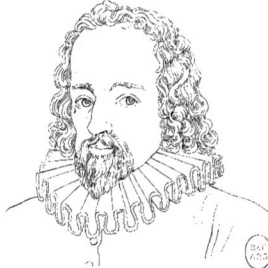

Pl. LXXXIII.

Fig. 1.

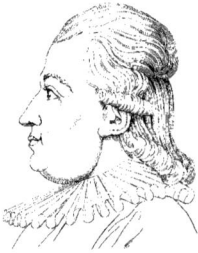

Fig. 2.

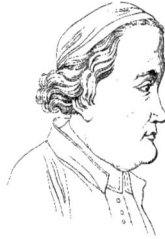

Fig. 3.

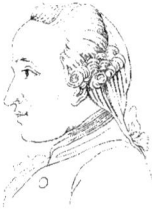

Fig. 4.

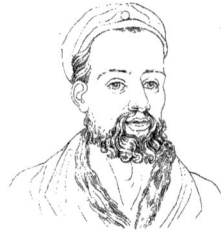

Fig. 5.

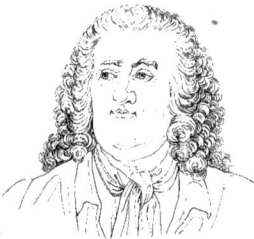

Fig. 6.

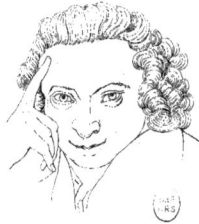

Pl. LXXXIV.

Fig. 1.

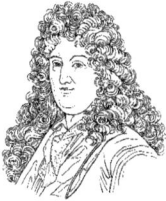

Fig. 2.

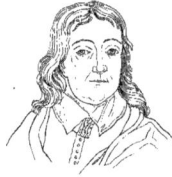

Fig. 3.

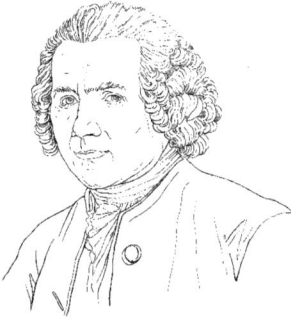

Fig. 4.

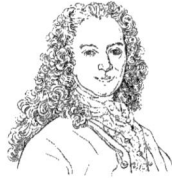

Fig. 4.

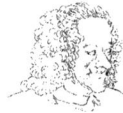

Fig. 5.

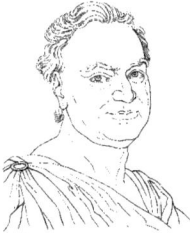

Fig. 6.

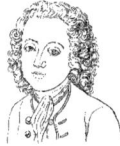

Pl. LXXXV.

Fig. 1.

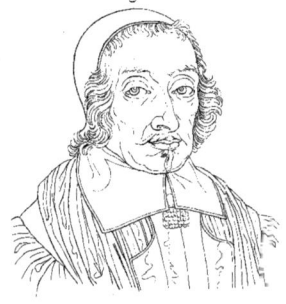

Fig. 2.

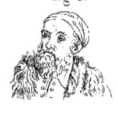

Fig. 4.

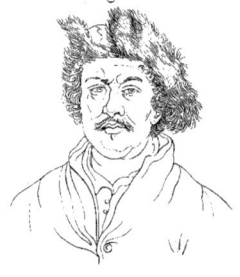

Fig. 3.

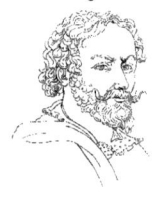

Fig. 6.

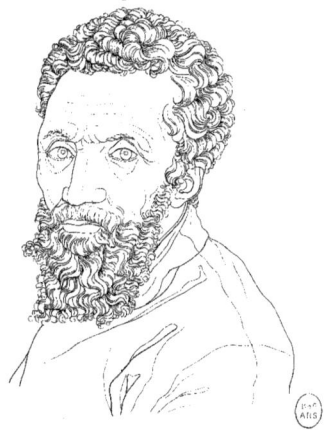

Fig. 5.

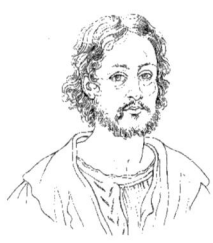

Fig. 1.

Pl. LXXXVI.

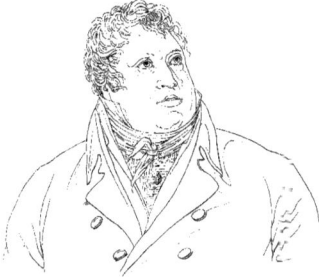

Fig. 2.

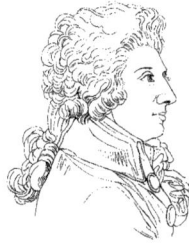

Fig. 3.

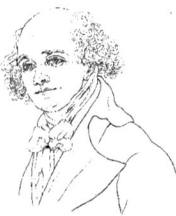

Fig. 4.

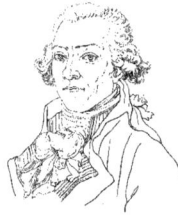

Fig. 5.

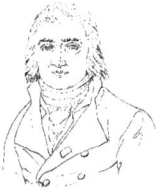

Fig. 6.

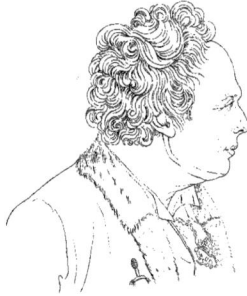

Pl. LXXXVII.

Fig. 1.

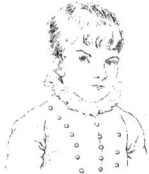

Fig. 2.

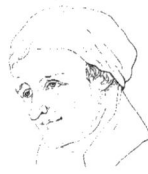

Fig. 8.

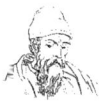

Fig. 3.

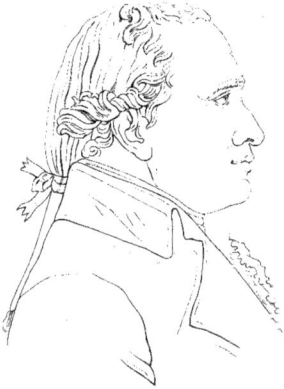

Fig. 4.

Fig. 6.

Fig. 7.

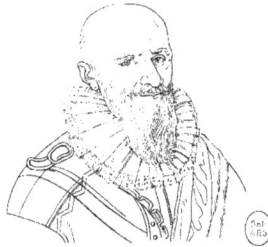

Fig. 5.

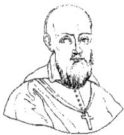

Pl. LXXXVIII.

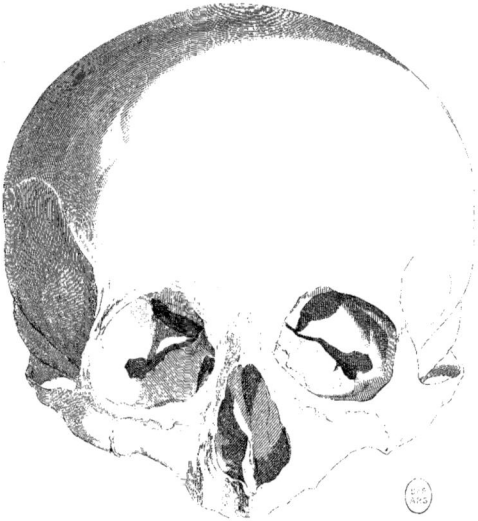

Pl. LXXXIX.

Fig. 1.

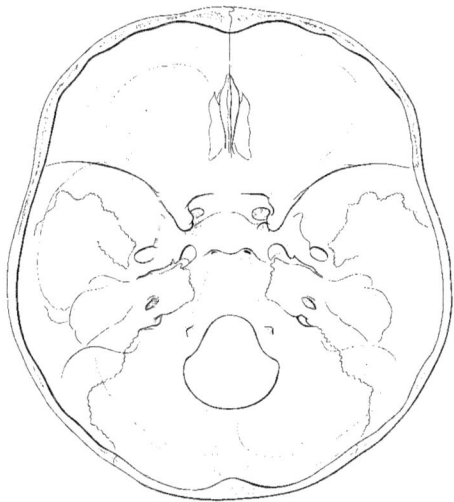

Fig. 2.

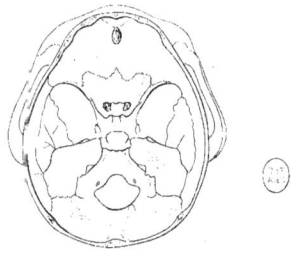

Pl. XC.

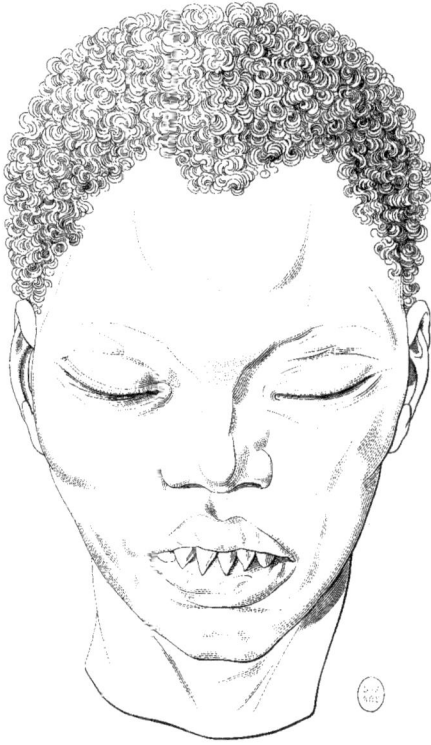

Pl. XCI

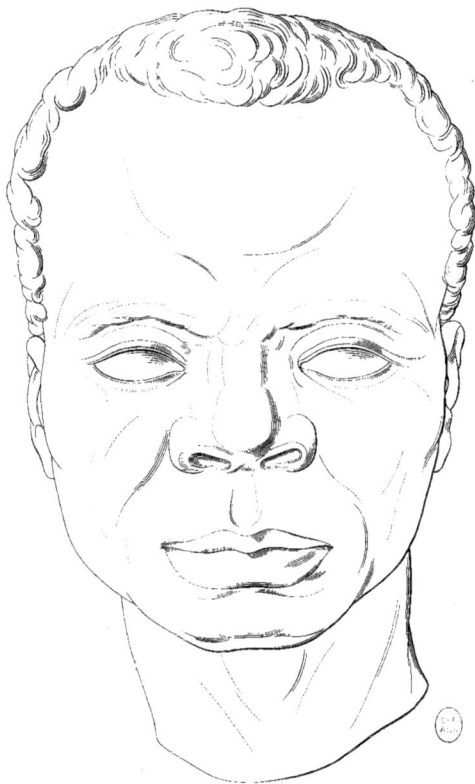

Pl. XCII.

Fig. 1.

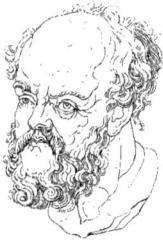

Fig. 2.

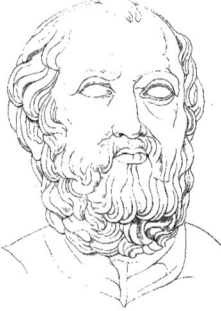

Fig. 3.

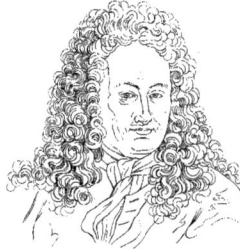

Fig. 4.

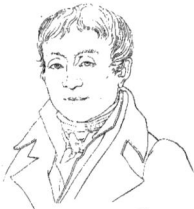

Fig. 5.

Fig. 6.

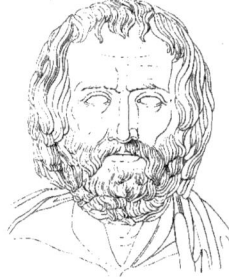

Fig. 7.

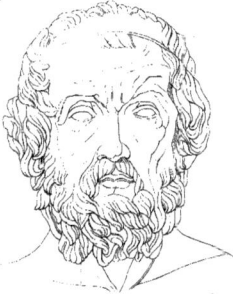

Fig. 8.

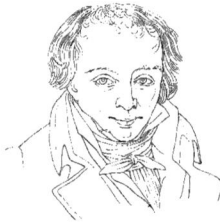

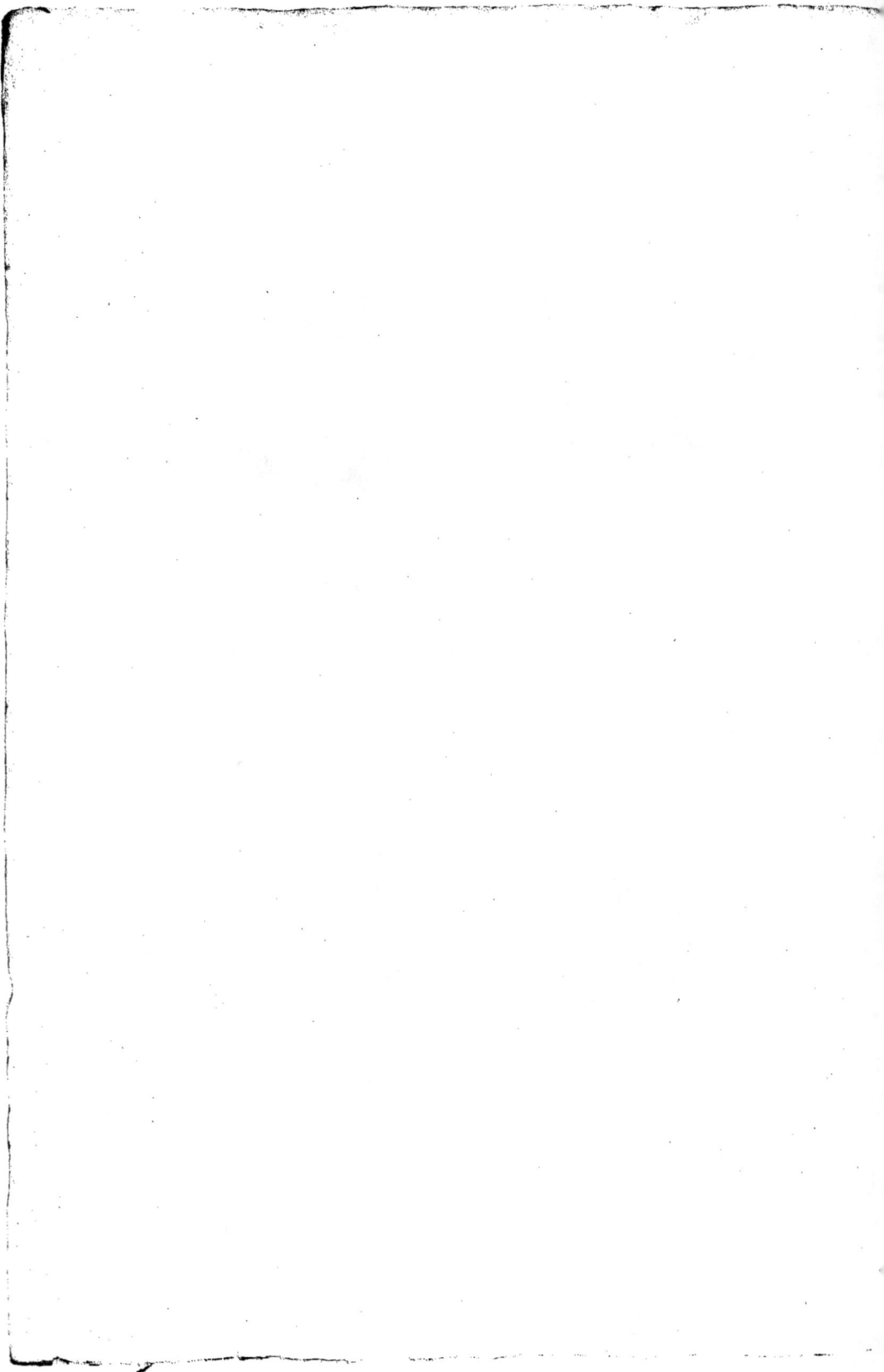

Pl. XCIII.

Fig. 1.

Fig. 2.

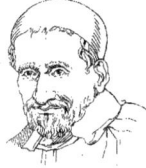

Fig. 3.

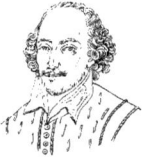

Fig. 4.

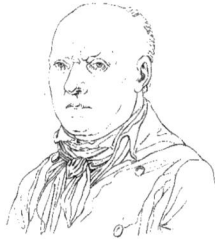

Fig. 5.

Fig. 6.

Fig. 7.

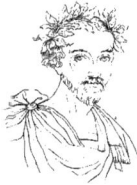

Pl. XCIV.

Fig. 1.

Fig. 2.

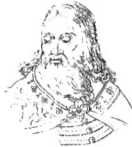

Fig. 3.

Fig. 4.

Fig. 5.

Fig. 6.

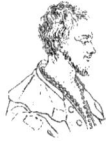

Fig. 7.

Fig. 8.

Fig. 9.

Fig. 10.

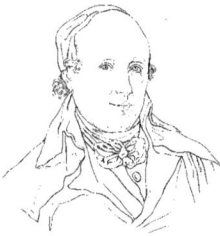

Fig. 11.

Fig. 12.

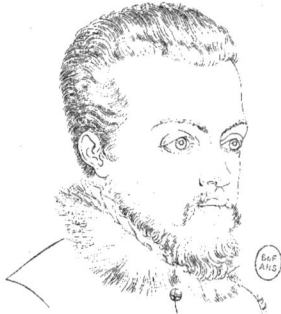

Pl. XCV.

Fig. 1.

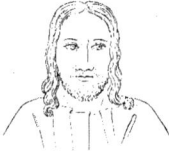

Fig. 2.

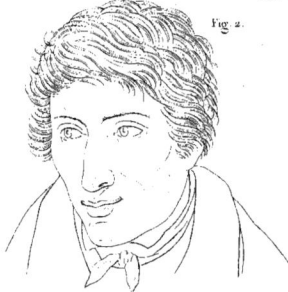

Fig. 3.

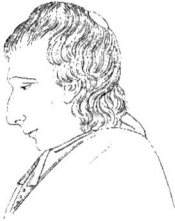

Fig. 4.

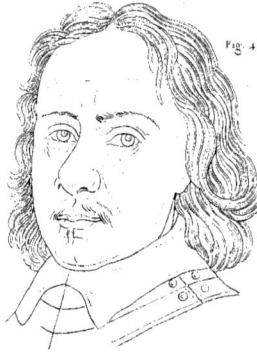

Fig. 5.

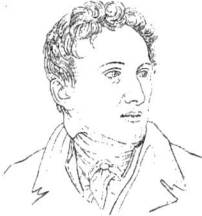

Fig. 6.

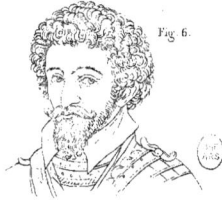

Pl. XCVI.

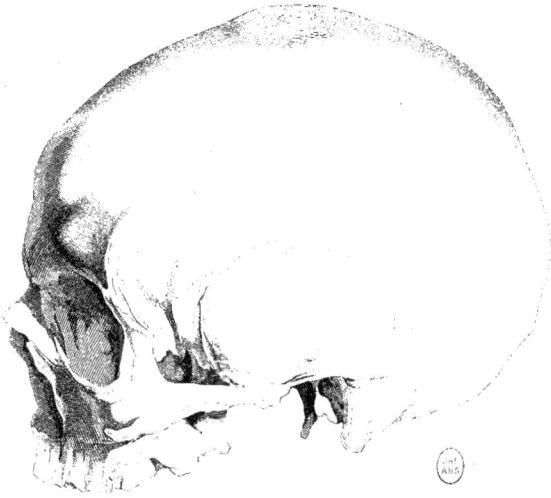

Pl. XCVII.

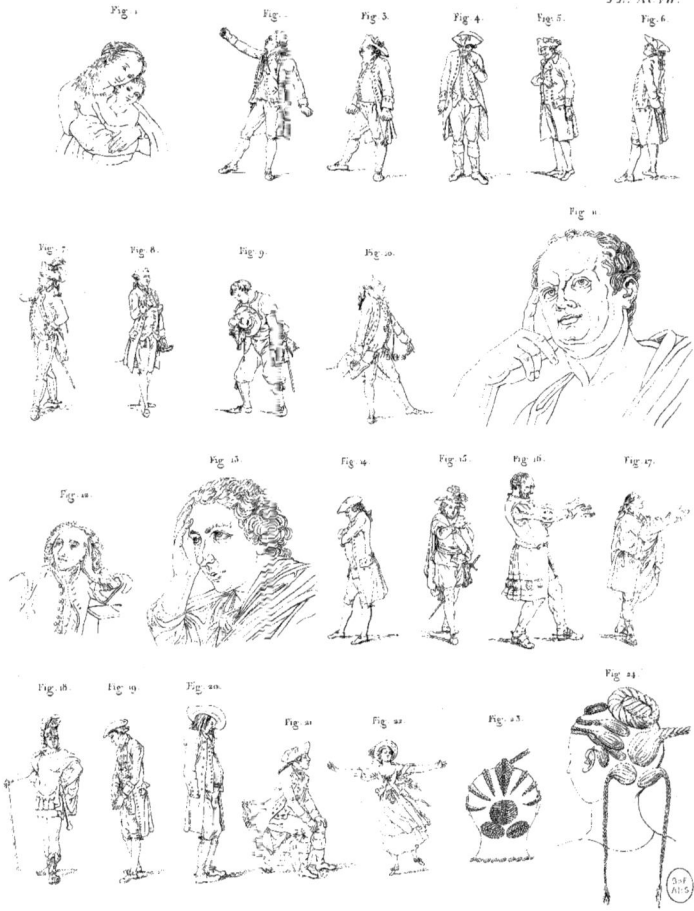

Fig. 1.   Fig. 2.   Fig. 3.   Fig. 4.   Fig. 5.   Fig. 6.

Fig. 7.   Fig. 8.   Fig. 9.   Fig. 10.   Fig. 11.

Fig. 12.   Fig. 13.   Fig. 14.   Fig. 15.   Fig. 16.   Fig. 17.

Fig. 18.   Fig. 19.   Fig. 20.   Fig. 21.   Fig. 22.   Fig. 23.   Fig. 24.

Pl. XCVIII.

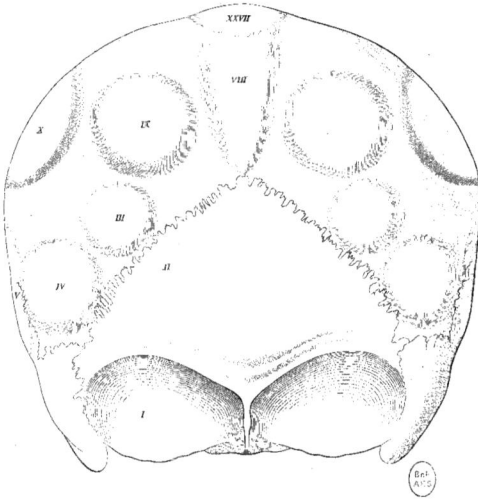

Pl. XCIX

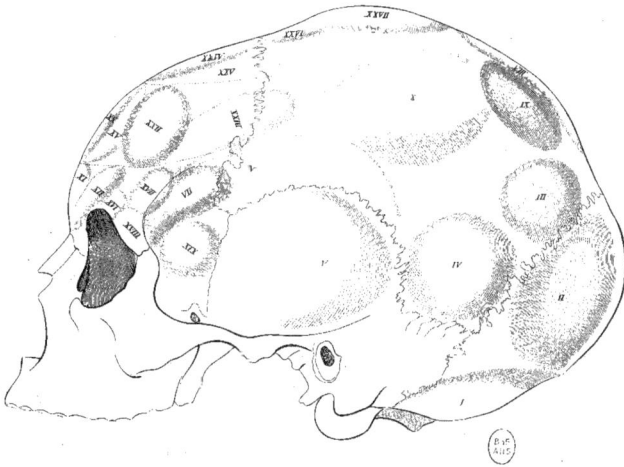

Pl. C.

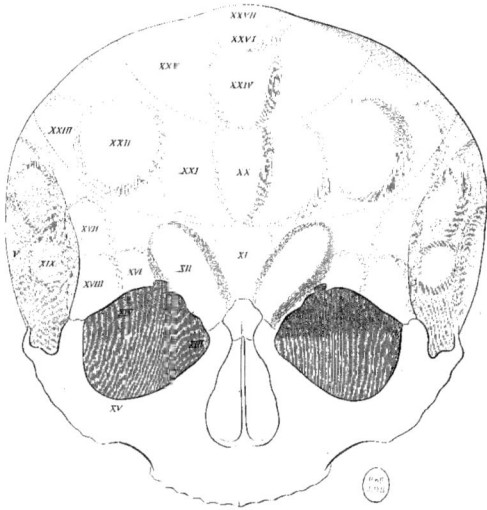

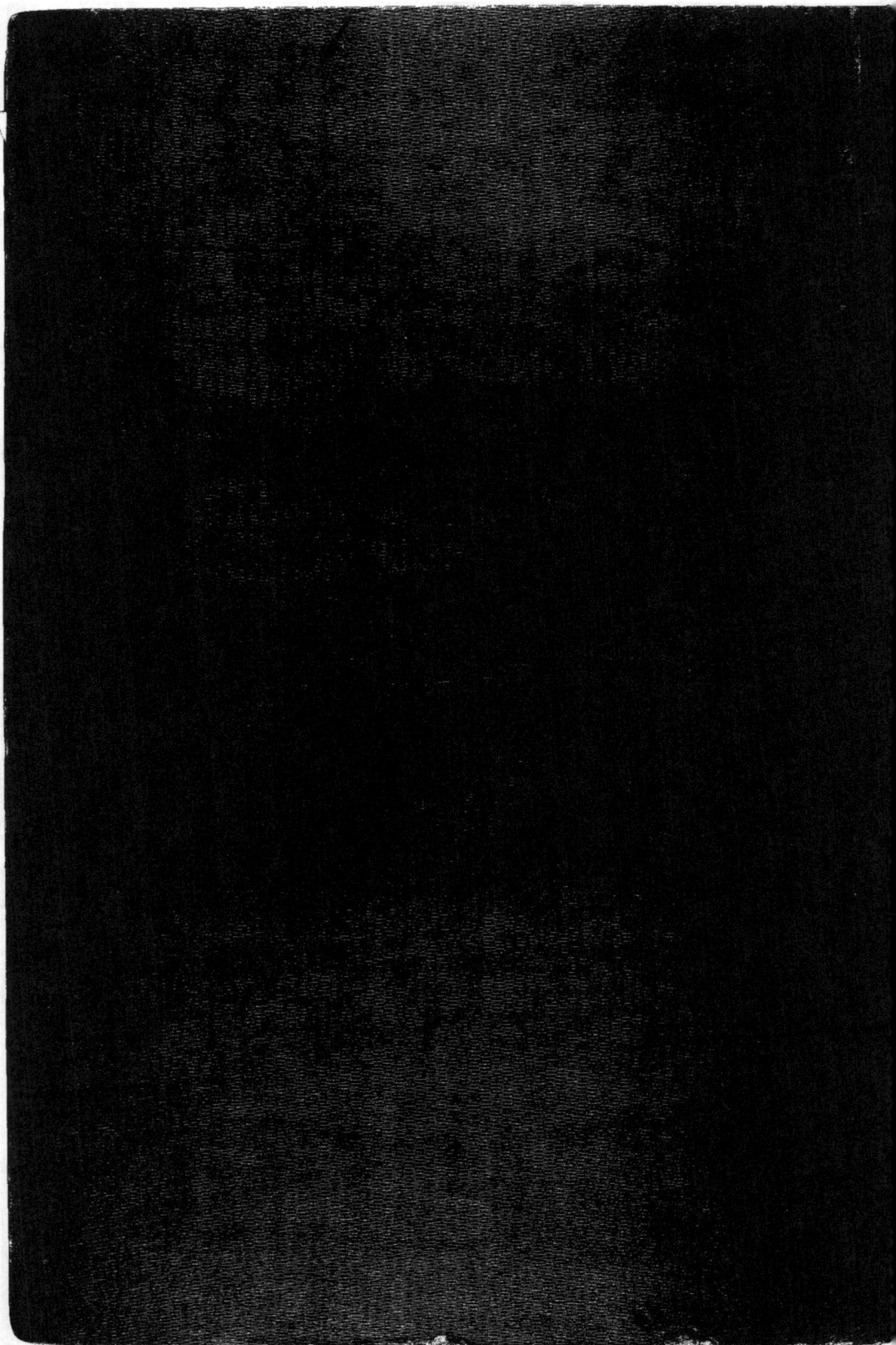

ANATOMIE

ET

PHYSIOLOGIE

DU SYST.

NERVEUX

www.ingramcontent.com/pod-product-compliance
Lightning Source LLC
Chambersburg PA
CBHW071951090426
42740CB00011B/1897